LA RECETA DEL
GRAN MÉDICO

para

EL SÍNDROME DE
IRRITABILIDAD
INTESTINAL

JORDAN RUBIN

con el doctor Joseph Brasco

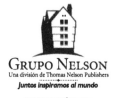

GRUPO NELSON
Una división de Thomas Nelson Publishers
Juntos inspiramos al mundo

www.gruponelson.com

El propósito de este libro es educar, por tanto no se han escatimado esfuerzos para darle la mayor precisión posible. Esta es una revisión de la evidencia científica que se presenta para propósitos informativos.

Ninguna persona debe usar la información contenida en esta obra con el fin de autodiagnosticarse, tratarse ni justificarse para aceptar o rechazar cualquier terapia médica por problemas de salud o enfermedad. No se quiere convencer a nadie para que no busque asesoría y tratamiento médico profesional; además, este libro no brinda asesoría médica alguna.

Cualquier aplicación de la información aquí contenida es a la sola discreción y riesgo del lector. Por lo tanto, cualquier persona con algún problema de salud específico o que esté tomando medicamentos debe primero buscar asesoría de su médico o proveedor de asistencia sanitaria personal antes de comenzar algún programa alimenticio. El autor y Grupo Nelson, Inc., no tendrán obligación ni responsabilidad alguna hacia cualquier persona o entidad con respecto a pérdida, daño o lesión causados o que se alegue que han sido causados directa o indirectamente por la información contenida en este libro. No asumimos responsabilidad alguna por los errores, inexactitudes, omisiones o cualquier incongruencia aquí contenidos.

En vista de la naturaleza compleja e individual de los problemas de la salud y del buen estado físico, este libro y las ideas, los programas, los procedimientos y las sugerencias aquí contenidos no pretenden reemplazar el consejo de profesionales médicos capacitados. Todos los aspectos con respecto a la salud de una persona requieren supervisión médica. Se debe consultar a un médico antes de adoptar cualquiera de los programas descritos en este libro. El autor y la editorial niegan cualquier responsabilidad que surja, directa o indirectamente, del uso de esta obra.

© 2006 por Grupo Nelson
Una división de Thomas Nelson, Inc.
Nashville, Tennessee, Estados Unidos de América
www.gruponelson.com

Título en inglés: *The Great Physician's Rx for Irritable Bowel Syndrome*
© 2006 por Jordan Rubin y Joseph Brasco
Publicado por Nelson Books
Una división de Thomas Nelson, Inc.

Traducción: *Rolando Cartaya*
Diseño interior: *Grupo Nivel Uno, Inc.*

ISBN-10: 0-88113-196-2
ISBN-13: 978-0-88113-196-3

Impreso en Estados Unidos de América

CONTENIDO

Introducción

Un embarazoso problema de salud

A través de los años he conocido a algunas mujeres extraordinarias, entre ellas el amor de mi vida, mi esposa, Nicki. Pero también conocí a otra, Nicole, que corresponde a ese selecto grupo.

Nicole Yorkey nació en Basel, Suiza, siendo la primogénita de Hans y Thea Schmied. Su padre era ingeniero de una de las mayores empresas eléctricas suizas, un hombre inteligente que supervisó la construcción de enormes represas en los Alpes, así como de la primera planta electronuclear del país. Su madre se crió en un apartamento ubicado en los altos del restaurante familiar, en el que ella y sus seis hermanos y hermanas ayudaban en el negocio desde el amanecer hasta tarde en la noche: pelando papas en la cocina, lavando los platos y cubiertos y atendiendo a los clientes.

La lengua materna de Nicole era el alemán de Suiza, un idioma gutural emparentado con el alemán, pero que los alemanes de Berlín o Munich no entienden. Desde el primer grado a Nicole y sus compañeros de clase se les enseñaron los elementos del alemán «refinado», ya que ese era el idioma que se utilizaba en los diarios, los libros, las oficinas del gobierno y la correspondencia oficial en Suiza. Los suizos conversan en el alemán de Suiza, pero se escriben en alemán. (Espero que no resulte demasiado confuso.)

Cuando empezó el décimo grado, Nicole estaba tomando otras tres clases de idiomas: francés, italiano e inglés. En Suiza, mientras más idiomas se hablen, mejor trabajo se consigue, y sus padres la alentaban a sacar las mejores notas en la escuela, lo cual esperaban de ella. Sin embargo, su profesora de inglés, lejos de estimularla, le dijo en una ocasión que nunca aprendería la lengua de los anglosajones. Pero Nicole perseveró, y su inglés mejoró cuando viajó a Londres, a los diecinueve años, para vivir durante seis meses con una familia, trabajando de niñera.

El italiano académico de Nicole era muy bueno, pero su francés era casi perfecto, pues la familia tenía un chalet en Villars, un pueblecito alpino que vive de los deportes de invierno, situado en la zona de habla francesa de Suiza. Todos los fines de semana y las vacaciones invernales, se los pasaba esquiando con sus amigos francoparlantes, desde las nueve de la mañana hasta las cinco de la tarde. Esta damisela suiza sí que sabía esquiar, y después de aprobar su examen y obtener la certificación de las autoridades helvéticas, podía enseñar esquí en cualquier lugar del mundo.

Armada con cinco idiomas y su apreciado certificado suizo, Nicole volvió sus ojos hacia Estados Unidos. Razonaba que enseñando esquí durante una temporada en América podría perfeccionar su inglés, lo cual le permitiría luego conseguir un excelente trabajo en Suiza. Les escribió a varias decenas de directores de escuelas de esquí en los Estados Unidos, entre ellos Max Good, a cuyo cargo estaba la escuela de Mammoth Mountain, una instalación turística en la Sierra Oriental de California. Max también era suizo, y todos los años llevaba a los Estados Unidos a media docena de instructores suizos de esquí para redondear su cátedra y tener a mano instructores que pudieran enseñar en francés a los visitantes europeos. Dejaré que sea Nicole quien continúe con su historia a partir de aquí:

Hacia el final de la temporada, apenas unas semanas antes de volver a casa desde California, conocí a Mike Yorkey. El destino quiso que nos enamoráramos y que un año después nos casáramos.

Esto sucedió hace veintisiete años, y desde entonces tuvimos y criamos a dos hijos, Andrea y Patrick. Me encanta cocinar para la familia, y les he enseñado a mis hijos que disfrutar de la comida es una parte importante de la cultura suiza. En cuanto a mí, me encanta saborear diferentes quesos de mi país: Gruyere, Appenzeller y Emmentaler. Este último es el más antiguo e importante de los quesos suizos debido a su sabor distintivo, que recuerda el de las nueces. Es el de los agujeros, el que se vende en los Estados Unidos como «queso suizo». También me gustan los champiñones, el yogurt de moka, los anacardos y las frutas secas.

El problema es que yo no les gusto a esos alimentos. Durante años estuve sufriendo terribles malestares estomacales cada vez que comía esas delicias. El estrés debido a estrecheces financieras o a tratar de hacer demasiadas cosas a la vez también bastaba para desencadenar un ataque contra mi sistema digestivo. Una vez Mike tuvo que llevarme a la carrera a la sala de emergencias porque sentía punzadas abdominales como si me estuvieran dando cuchilladas. Después de un posterior episodio similar, hice una cita con un gastroenterólogo, que después de escuchar mis síntomas me ordenó exámenes del GI superior e inferior. Yo ignoraba entonces qué significaban esas siglas, pero pronto lo sabría.

Para la prueba del GI inferior el médico me dio
tantos medicamentos que la experiencia fue soportable,
aunque no podría calificar de agradable el hecho de que
un médico y una enfermera me introdujeran un tubo con
una cámara acoplada en el colon.

Ya con los resultados en la mano, el especialista me
dijo que no veía en mí nada significativamente preocu-
pante —ni cáncer, ni pólipos, ni colitis ulcerativa, ni la
enfermedad de Crohn— pero que sí tenía un colon muy
espástico, o sea, que sufría constantes convulsiones.
«Tiene colitis espástica», me dijo, explicándome que la
colitis espástica clasificaba entre un puñado de trastornos
digestivos funcionales que se conocen colectivamente
como Síndrome de Irritabilidad del Colon, o SIC. «Va a
padecer toda su vida de esto, pues no tiene cura»,
sentenció. Luego me mostró un breve vídeo acerca del
SIC, y me dijo que lo más que podía esperar era escuchar
el dictado de mi estómago y alejarme de los alimentos
que me causaban dolores. Pero ¿cómo podría renunciar a
productos lácteos como el queso y el yogur? Me había
criado con esas comidas simples y sentía predilección por
ellas ¿Qué otra cosa podría comer en el desayuno o el
almuerzo? El gastroenterólogo también me dio una
receta para unas píldoras, pero estas me causaron tal
malestar estomacal que nunca volví a tomarlas.

Fue entonces cuando Jordan Rubin le pidió a mi
esposo, un escritor y editor que ayuda a otros a escribir
sus libros, que colaborara con él en la redacción y
edición de *La receta del Gran Médico para tener salud y
bienestar extraordinarios*. Jordan empezó a visitarnos en

las sesiones de planeamiento, y yo les ayudaba a transcribir sus entrevistas. Lo que Jordan decía acerca de llevar una vida sana me parecía sensato, pero yo también necesitaba ayuda práctica. Jordan me contó entonces que había desarrollado un plan de salud basado en la Biblia y un suplemento dietético con una clase de probióticos llamados «Microorganismos con Base en los Suelos» (siglas en inglés: SBO) para ayudar a las personas que, como yo, padecen de problemas digestivos. Y me ofreció un frasco de muestra.

¡Qué diferencia! Tomaba mi suplemento probiótico, luego comía mis quesos Gruyere y Appenzeller, ¡sin dolor alguno! Ya no tenía que cruzar los dedos mientras cortaba mis champiñones o tomaba del refrigerador un yogur con sabor a moka. Desde entonces, les he estado hablando de estos suplementos a todas mis amigas, pues muchas de ellas sufren de los mismos problemas abdominales.

Nicole habla con mucha gratitud. Conocerlos a ella y a Mike ha sido maravilloso. Ella nos invitó a Nicki y a mí a visitarlos en el chalet de su familia en Suiza, y déjeme decirle algo: no hay nada mejor que viajar por Suiza y Europa con alguien que hable cinco idiomas o disfrutar de un fondue de queso suizo contemplando las cumbres nevadas de los Alpes.

A Nicole le encanta mojar rebanadas de pan campesino en una olla de fondue, y disfrutar de un fondue de queso sin sufrir luego dolores abdominales. Ella da gracias por poder comer productos lácteos y las simples comidas de Suiza sin pagar con terribles cólicos, aventazón ni punzadas como puñaladas en sus intestinos, los síntomas clásicos del síndrome de irritabilidad del colon.

La receta del Gran Médico para
el síndrome de irritabilidad intestinal

Quizás le parezca un cliché, pero sé que Nicole está curada. Cuando tenía diecinueve años —la misma edad que ella cuando viajó a Londres para aprender inglés—, yo trabajaba como asesor de un campamento de verano, después de terminar mi primer año en la Universidad Estatal de la Florida. Nunca olvidaré aquella semana cuando comencé a experimentar de repente náuseas, cólicos estomacales y horribles problemas digestivos. Lo peor eran las constantes diarreas. Podía estar afuera saltando la cuerda con los chicos y sentir de pronto una tremenda urgencia de ir al baño. Después de excusarme con los demás asesores salía caminando *precipitadamente* —correr habría sido una vergüenza— hacia el retrete más cercano, que allí solía ser un agujero en la tierra. ¡Vaya que era humillante!

Pero el alivio nunca duraba lo suficiente. Una o dos horas más tarde tenía que repetir mi carrera hacia aquellos sanitarios primitivos. La diarrea incesante me robaba las energías, y me hizo perder cerca de diez kilos en sólo seis días. Me sentía tan enfermo que tuve que abandonar el campamento.

Ese fue el comienzo de una odisea de dos años con mi salud que se inició con síntomas del síndrome de irritabilidad del colon, pero que luego se convirtió en una enfermedad inflamatoria del colon, o enfermedad de Crohn. (Aunque el síndrome de irritabilidad del colon se confunde a menudo con enfermedades inflamatorias como la de Crohn o la colitis ulcerativa, no son la misma cosa.) Poco a poco, llegué a un punto en el que pensaba que estaría mejor muerto, debido al lacerante dolor en mis intestinos y las constantes diarreas. Probablemente iba al baño entre una y dos docenas de veces al día, y sangraba la mayor parte de las veces. Por las noches era peor: rara vez dormía más de cuarenta y cinco minutos a una hora, antes de levantarme disparado hacia el inodoro. Perdía peso como un cohete rugiendo

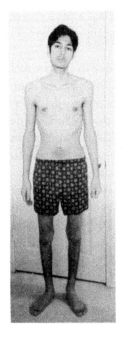

en el espacio. Cuando toqué fondo estaba tan esquelético —apenas cuarenta y siete kilos— como un sobreviviente de los campos de concentración nazis.

Conseguí recuperarme plenamente empleando muchos de los principios que expreso en *La receta del Gran Médico para el síndrome de irritabilidad intestinal.* Actualmente, a la edad de treinta y un años, Dios me ha bendecido con una salud excelente, y mis dolorosos síntomas digestivos ya quedaron en el espejo retrovisor. Aunque mis trastornos digestivos fueron horribles, y no se los deseo a nadie, también sé que Dios no desaprovechó mi penosa experiencia. Pude escribir acerca de los retos para mi salud, y lo que es más importante, pude ofrecer soluciones para muchos problemas digestivos en un libro del que fui coautor con el doctor Joseph Brasco titulado *Restoring Your Digestive Health* [Restaurando su salud digestiva]. (En el capítulo 1 hallará más información sobre esta obra.)

Su lanzamiento al mercado propició que muchas personas con SIC y enfermedad inflamatoria del colon (EIC) me escribieran o me llamaran por teléfono en busca de consejo. No podría decirle cuántas personas adoloridas me han arrastrado a un rincón en los lugares donde me ha tocado hablar, para describirme cómo sus trastornos digestivos estaban haciendo de sus vidas un infierno. En verdad, he aprendido más acerca de los hábitos intestinales de otros que lo que a muchos les importaría saber. Pero para mí ha sido un gran aporte, pues lo asumo como un ministerio. El síndrome de irritabilidad intestinal o del colon es un trastorno bastante mal comprendido y, sin embargo, lo entiendo pues lo sufrí.

Si usted está leyendo este libro supongo que es porque está lidiando con algún desorden intestinal similar o quizás hasta un insoportable dolor abdominal. O porque es testigo del sufrimiento de algún familiar aquejado por dolorosos episodios de SIC. De ser así, quiero que sepa que escribí *La receta del Gran Médico para el síndrome de irritabilidad intestinal* para usted y su ser querido. No puedo prometerle que estará curado cuando termine de leer este libro —para este trastorno no existe una cura conocida—, pero sí puedo ofrecerle un enfoque que incrementará significativamente sus probabilidades de vivir una vida normal, sin punzantes dolores abdominales.

UN TEMA DIFÍCIL

El síndrome de irritabilidad intestinal o del colon no es en sí una enfermedad, sino un penoso trastorno funcional digestivo que altera su vida y en el cual las contracciones musculares del tracto digestivo se vuelven irregulares y les falta coordinación. El SIC se conoce también con otros nombres: colon espástico, colitis del mucus, salto en el estómago o colon irritable. El compendio *The Encyclopedia of Natural Healing* afirma que en mucho más del ochenta por ciento de los casos los exámenes revelan la presencia de un crecimiento descontrolado de hongos, parásitos o bacterias patógenas. Además, un cambio en la cantidad y la fuerza de las contracciones intestinales que empujan los alimentos a través de los intestinos puede causar SIC. Cuando las ondas son más frecuentes y fuertes, las contracciones causan diarrea; cuando son más lentas, el resultado es estreñimiento.[1] La ansiedad

y la tensión emocional —esas «mariposas revoloteando en su estómago»— pueden afectar de manera adversa los síntomas del SIC y provocar un ataque de dolor.

La propia naturaleza de los síntomas de SIC —dolorosos cólicos, frecuente flatulencia y una alternancia de estreñimiento y diarrea— dificulta la discusión del problema con familiares, colegas o amigos. No se ven maratones televisivos, ni personas colocándose cintas rosadas en la solapa (como lo hacen para crear conciencia sobre el cáncer mamario), ni con pulseras de plástico amarillo (como las promovidas por el ciclista Lance Armstrong para promover las investigaciones sobre el cáncer) con el propósito de crear una conciencia sobre el SIC.

A nadie, salvo a algunos comediantes en busca de una carcajada barata, le gusta charlar sobre sus hábitos personales en el inodoro. Cuando era asesor en aquel campamento para adolescentes recuerdo que me horrorizó escuchar a un compañero comentar: «Oye, Jordan, ¿por qué tienes que estar siempre corriendo para el baño? ¿Te sucede algo?» El SIC es una enfermedad secreta, demasiado embarazosa para comentarla en la mesa familiar, o discutirla alrededor del bebedero de la empresa. No en balde menos de la mitad de quienes la padecen buscan atención médica.

El SIC, también llamado «el problema de salud secreto de los Estados Unidos», representa cada año veinticinco mil millones de dólares en costos directos e indirectos. Sólo el resfriado común causa un mayor ausentismo en los centros de trabajo, según Heather Van Vorous, autora de *The First Year —IBS*.[2] Quienes tienen que lidiar con esta condición pagan un alto costo emocional por el dolor y el sufrimiento que les ocasiona esta aflicción digestiva. Uno siempre necesita saber dónde está el sanitario más próximo, pues la urgencia puede presentarse en

cualquier momento. Es mentalmente extenuante andar buscando siempre un baño. Para las personas que padecen de SIC y tienen que viajar mucho, la frase «No salga de casa sin ella» no se refiere a la tarjeta American Express, sino a la guía *Where to Stop and Where to Go* [Dónde detenerse y dónde ir] publicada por el experto en viajes Arthur Frommer. Unos treinta millones de hombres, mujeres y niños en este país —el diez por ciento de la población— son acosados por persistentes síntomas de SIC, pero muchos expertos en temas de salud creen que hasta un veinte por ciento de nuestra población sufre alguna forma de trastorno intestinal.[3]

Puede que sean más: una encuesta nacional realizada en 2005 por la firma RoperASW halló que el cuarenta y tres por ciento de los entrevistados sufría de estreñimiento recurrente, dolores abdominales o malestar y aventazón.[4]

El estreñimiento crónico resulta en hemorroides, diverticulitis y formación de pólipos.

El SIC es una condición que no distingue entre sexos y edades, pero el trastorno es mucho más frecuente en las mujeres. El número de las diagnosticadas equivale al doble de los diagnósticos en el sexo masculino, aunque algunos dicen que se debe a que los hombres son más renuentes a asistir a la consulta de un médico que las mujeres. Jóvenes o viejos, hombres o mujeres, son millones las personas que sufren en silencio de SIC por dos razones principales: (1) No están conscientes del verdadero impacto del trastorno, y (2) No saben qué hacer para mejorar su condición.

La mayoría de las personas que se enfrentan al síndrome de irritabilidad del colon observan un dolor vago en el abdomen inferior o irregularidad al mover el vientre. Pueden sufrir diarreas recurrentes o un constante estreñimiento, o una alternancia de las dos cosas. A veces sus disturbios intestinales pueden conducir a episodios de flatulencia. Como casi todo el mundo

ha sufrido alguno de estos malestares en algún momento u otro, la mayoría aprende a sobrellevarlos.

Desafortunadamente, un abrumador setenta por ciento de quienes sufren síntomas de SIC nunca van al médico. El treinta por ciento restante experimenta suficiente dolor y sufrimiento como para no aplazar la visita al doctor. Y a pesar de que son tan pocos los que llegan a la consulta médica, el SIC es el trastorno digestivo que con mayor frecuencia encuentran los galenos.

Después de hacer una cita con su médico familiar, a muchos les resulta embarazoso discutir el funcionamiento de sus intestinos, o esperan hasta que el médico vaya en retirada para mencionar algunos síntomas que consideran bochornosos. (Para encontrar consejos en inglés sobre este espinoso tema, entre en www.Take10forGIHealth.org y haga clic en «Questions to ask».)

Una vez que el asunto está sobre la mesa, el médico le hará más preguntas. Ordenará exámenes de sangre y a veces radiografías abdominales para poder emitir su diagnóstico. Sin embargo, es más frecuente que los médicos familiares nos remitan a un especialista en medicina interna o gastroenterología. Nicole Yorkey se dio cuenta de que esos especialistas utilizan el «Criterio Diagnóstico Roma II» para diagnosticar adecuadamente el síndrome de irritabilidad del colon. Buscan que se cumplan al menos dos de las tres siguientes propuestas:

1. El movimiento intestinal produce gran alivio a sus síntomas dolorosos.

2. Ha habido un cambio en la frecuencia de sus movimientos intestinales.

3. Ha habido un cambio en la apariencia (forma) de sus heces.

No hay nada como ir al grano ¿cierto? Los médicos también le harán las siguientes preguntas:

- ¿Mueve usted los intestinos más de tres veces al día o menos de tres veces a la semana?

- ¿Cómo lucen sus heces? ¿Aglomeradas y duras o sueltas y aguadas?

- ¿Tiene que hacer un verdadero esfuerzo para ir de cuerpo? Cuando lo logra, ¿siente que puede lograrlo de nuevo?

- ¿Están sus heces mezcladas con mucus?

- ¿Se siente hinchado o tiene distensión abdominal (el crecimiento anormal de la cavidad abdominal debido a la acumulación de líquidos y gases en el colon)?

A los especialistas también les interesará saber si ha estado experimentando fatigas, dolores musculares, trastorno del sueño o disfunciones sexuales.

Estos síntomas se pueden sobreponer unos a otros o coexistir con otras condiciones como la fibromialgia, síndrome de fatiga crónica y cistitis intersticial.[5]

Tratamiento convencional

Para la comunidad médica, el SIC es un trastorno «funcional» en el cual «la normalidad principal es una función fisiológica alterada, en lugar de una causa estructural o bioquímica identificable», afirma la Fundación Internacional para los Trastornos Gastrointestinales Funcionales.

Traducción: Aunque los investigadores médicos aún no han podido determinar una causa exacta del SIC, se inclinan a pensar que los síntomas son producidos por una función anormal de los nervios y músculos de los intestinos. Algo se altera en la interacción entre estos, el cerebro y el sistema nervioso autónomo, ocasionando irritación y una extrema sensibilidad en el colon. El estrés puede ser mortal.

Estoy convencido de que el estrés contribuyó a mis problemas intestinales. Cuando comencé mis estudios universitarios en la Universidad Estatal de la Florida, me presenté como candidato a la reserva del equipo de fútbol americano los Seminoles. Fui aceptado, lo que no estaba mal para un estudiante de primer año, pero me informaron que si faltaba a una práctica quedaría fuera de la escuadra. ¿Ya le dije que practicábamos seis días a la semana?

También jugaba como mariscal de campo de un equipo de fútbol intramural, servía en el ministerio de mi iglesia, cantaba con un grupo musical cristiano itinerante, y era el capellán de mi fraternidad. Iba de una cosa a la otra, divirtiéndome con mis amigos y estudiando a altas horas de la noche. El estrés estaba haciendo burbujear mis problemas digestivos como un caldero a punto de hervir en cualquier momento.

Aunque algunos amigos bien intencionados puedan decir que el SIC «es sólo mental», o que algún tipo de trastorno psicológico origina sus síntomas, muchos en la comunidad médica están de acuerdo en que el estrés puede exacerbarlos o desencadenarlos. Los médicos también creen tener una base sólida cuando mencionan a la dieta como culpable principal.

Cuando los médicos formulan un diagnóstico de SIC, suelen sugerirle que evite alimentos problemáticos como los productos lácteos y las legumbres, así como alimentos o bebidas que contengan cafeína o fructosa. Puede que le hagan trabajar con un especialista dietético para identificar los alimentos que agravan su condición. Le instarán a añadir a su plan alimenticio algún arroz integral rico en fibras, así como avena, cebada y vegetales.

Si el causante fuera el estreñimiento, puede que le sugieran suplementos de fibra y laxantes que contengan bisacodilo (como el Dulcolax), supositorios de glicerina y magnesio (como la leche de magnesia) para suavizar las heces y recobrar el movimiento del intestino grueso. El valor de los laxantes para tratar el SIC en su variante de estreñimiento es relativo, pues su eficacia suele ser insatisfactoria.

Sin embargo, cuando las heces están sueltas o la diarrea no cesa, los médicos pueden recomendar un antidiarreico como el Loperamide, que hace más lento el ritmo del tránsito de los alimentos a través del estómago y los intestinos. El fármaco también actúa para incrementar la densidad del excremento y reducir la cantidad de líquido en este. Los posibles efectos colaterales, que no suelen ser comunes, incluyen dificultad para respirar, inflamación de los labios, la lengua o la cara, fiebre y diarrea persistente.

En la última década, gigantescas compañías farmacéuticas han invertido cientos de millones de dólares asignados a investigaciones y desarrollo con el fin de crear fármacos que alivien los síntomas del SIC. Hasta ahora, la FDA, Administración de Fármacos y Alimentos de EUA, ha aprobado sólo dos medicamentos para el SIC que requieren receta médica: Lotronex y Zelnorm. Los dos han producido resultados mixtos.

La compañía farmacéutica GlaxoSmithKline presentó con considerable fanfarria el Lotronex a principios del año 2000, pero la FDA sacó la droga del mercado ocho meses después, luego de los fallecimientos de cinco mujeres. (El fármaco no funciona con los hombres, pero la FDA, que supervisó las pruebas, no precisó por qué.) Varias decenas de pacientes se quejaron asimismo de estreñimiento severo y colitis isquémica, una inflamación del intestino grueso causada por la reducción del flujo sanguíneo.

Unas trescientas mil mujeres estaban tomando Lotronex bajo la supervisión de sus médicos, y muchas estimaron que les estaba ayudando. Miles escribieron cartas de protesta a la FDA, exigiendo el regreso del medicamento. El organismo federal cedió en el 2002, pero permitió imponer restricciones que limitaban la autoridad de los médicos para recetar el Lotronex. Desde entonces las ventas han sido muy inferiores a lo previsto, especialmente debido a que GlaxoSmithKline admite que el Lotronex entraña graves riesgos para la salud y sólo funciona en mujeres con diarrea severa y síntomas de SIC.

El Zelnorm, fabricado por la firma suiza Novartis Pharmaceuticals, incrementa la acción de la hormona serotonina en los intestinos. Esta droga, también limitada a las mujeres, acelera el desplazamiento de las excretas a través de los intestinos. El principal efecto colateral, como puede esperarse de una medicación contra el estreñimiento, es la diarrea.

Zelnorm no ha recibido una amplia aceptación, y la Fundación Internacional para los Trastornos Funcionales Gastrointestinales observa que ningún medicamento de los que se venden en el mercado estadounidense ha demostrado en pruebas clínicas bien controladas ser superior a un placebo para el tratamiento del SIC.

TRATAMIENTOS ALTERNATIVOS

Los practicantes de la medicina verde usan con frecuencia aceite de menta con capa entérica para tratar el SIC. Se dice que este aceite inhibe las contracciones de los músculos gastrointestinales y los gases excesivos, al tiempo que tonifica el sensible tracto intestinal. Plantas medicinales como la manzanilla, la valeriana y el romero se promueven en virtud de sus efectos antiespasmódicos sobre los intestinos.[6]

Como muchos creen que el SIC es un problema digestivo relacionado con el estrés, se emplean a menudo técnicas de control del cuerpo y la mente como la biorretroalimentación, el yoga, la hipnosis y la terapia de relajación. En la biorretroalimentación, un terapeuta le muestra cómo usar un monitor eléctrico conocido como *herramienta de reeducación neuromuscular* para detectar y controlar la actividad muscular en el tracto digestivo. Al observar un monitor que presenta las funciones corporales, usted recibe información sobre cómo opera su cuerpo, a fin de que pueda volver a entrenarlo para que funcione con más normalidad.

Quienes promueven el yoga como tratamiento para el SIC, dicen que esa terapia de control del cuerpo y la mente atrasa el ritmo respiratorio, reduce la tensión arterial y estabiliza la digestión por medio de ejercicios, respiración y meditación. Esta última es anatema para los cristianos, debido a las raíces religiosas orientales del yoga.

En la hipnosis un terapeuta debidamente entrenado le enseña los pasos para entrar en un estado hipnótico concentrándose en la respiración, e imaginando sentirse relajado y sin dolor. A diferencia de la versión popular sobre la hipnosis que nos presentan en el cine, el teatro y la televisión, los hipnoterapeutas clínicos no chasquean los dedos para subyugarle con su encanto. En lugar de ello hacen sugerencias verbales que colocan al sujeto en un especial estado mental. Aunque sus proponentes no pueden explicar cómo influye positivamente la hipnosis en el SIC, afirman tener índices de éxito de entre setenta y noventa y cinco por ciento basados en pruebas controladas de hipnoterapia.[7]

La terapia de relajación es muy similar al yoga, por cuanto aconseja a los pacientes de SIC que se desconecten de los pensamientos estresantes. Los terapeutas le ordenan que se acueste y que contraiga y relaje los músculos, comenzando por los pies y continuando lentamente hacia el cuello y los hombros.

Por último, otro tratamiento alternativo consiste en aplicar al área adolorida del abdomen gotas amargas suecas, un antiguo remedio líquido de color café oscuro, fuerte olor y que contiene una combinación de plantas medicinales, para cubrirlo luego con una bolsa de agua caliente.

MAPA DEL CAMINO A PARTIR DE AQUÍ

Yo recomiendo un enfoque diferente para tratar el síndrome de irritabilidad intestinal, el cual se basa en siete llaves para liberar el potencial de salud del cuerpo, las cuales identifiqué en mi libro fundamental, *La receta del Gran Médico para tener salud y bienestar extraordinarios*:

- Llave # 1: Coma para vivir.

- Llave # 2: Complemente su dieta con alimentos integrales, nutrientes vivos y superalimentos.

- Llave # 3: Practique una higiene avanzada.

- Llave # 4: Acondicione su cuerpo con ejercicios y terapias corporales.

- Llave # 5: Reduzca las toxinas en su ambiente.

- Llave # 6: Evite las emociones mortales.

- Llave # 7: Viva una vida de oración y con propósito.

En los próximos siete capítulos le mostraré cómo cada una de estas llaves se relaciona directa o indirectamente con el SIC. Estoy convencido de que adoptar estas siete llaves le brindará una excelente oportunidad para reducir significativamente el malestar intestinal que le hostiga a usted o a uno de sus seres queridos.

Creo que todos y cada uno de nosotros poseemos un potencial de salud legado por Dios, pero que solamente puede ser liberado empleando las llaves correctas. Le pido que incorpore a su vida estos principios intemporales y le permita al Señor que transforme su salud mientras usted le honra a Él física, mental, emocional y espiritualmente.

LLAVE # 1

Coma para vivir

Digamos que treinta minutos después de terminar de comer, una fuerte jaqueca empieza a rebotar en las paredes de su cráneo como una bola de plomo. Su estómago hierve como un volcán, y ya sabe lo que vendrá después: una carrera hacia el trono más cercano antes de que el volcán haga erupción.

Comida.

Diarrea.

Comida.

Diarrea.

Comida.

Diarrea.

¿Puede ver el patrón?

Comer no tiene nada de agradable si uno necesita pasarse la mitad del día sentado sobre porcelana. En medio de mis problemas digestivos, durante mis años universitarios, odiaba comer, pues sabía adónde iría a parar tarde o temprano.

Pero también tarde o temprano *tendría* que comer, así que vivía de sopa de pollo, puré de calabaza y guisantes pelados. Los bebés de las compotas Gerber comían mejor que yo.

Intenté decenas de dietas, algunas tradicionales, otras de moda. Por ejemplo, dejé de comer carne por un tiempo. Luego comencé a beber gran cantidad de jugo de repollo. Otra dieta recomendaba consumir plantas medicinales chinas o peruanas, kampo japonés, extracto de hojas de olivo y cartílago de tiburón.

1

Incluso probé la dieta ultraclara de desintoxicación-eliminación. ¿Oyó hablar de la limpieza del colon?

Luego supe de la dieta de los carbohidratos específicos (DCE) popularizada por la bioquímica Elaine Gottschall, autora de *Breaking the Vicious Cycle*. Sin entrar en muchos detalles, la dieta de los carbohidratos específicos prohibía muchos alimentos que contienen carbohidratos, productos lácteos líquidos, granos y productos elaborados con ellos, papas, batatas, el fríjol de soya y sus brotes germinados. Hice contacto con la señora Gottschall, y durante un par de meses esta amable mujer y yo conversamos casi a diario para ajustar la dieta de modo que pudiera sanar mis espantosos problemas digestivos. Me mantuve haciendo esta dieta casi seis meses con una lealtad fanática, pero no logró revertir mi condición, a pesar de que otros miles de personas declaran que la DCE hizo una enorme diferencia en cuanto a aplacar sus tractos digestivos.

Mi batalla contra los trastornos intestinales duró dos años. En ese tiempo pasé mucho tiempo en cama, con diarias crisis de náuseas, fiebre, sudoración nocturna, inapetencia, severos cólicos abdominales y diarreas sanguinolentas. Me vieron unos setenta médicos y practicantes, tanto tradicionales como alternativos, entre ellos varios gastroenterólogos. Me hicieron todo tipo de pruebas, incluyendo los temidos GI superior e inferior, y el desagradable examen que le exige tragar bario.

El veredicto: Yo tenía uno de los peores casos de la enfermedad de Crohn que hubiesen visto. Uno de mis médicos temía tener que optar por la extirpación quirúrgica de casi todo mi intestino grueso y parte del intestino delgado. En el lenguaje quirúrgico le llaman a esto colostomía. En términos prácticos, significaba que yo tendría que llevar una bolsa adjunta a la pared abdominal para colectar mis excrementos.

Para un joven de veintiún años a punto de empezar su vida adulta, eso parecía una sentencia de muerte. Pero no tenía alternativa; las había agotado todas. Era sólo huesos y pellejo, un esqueleto de cuarenta y siete kilos en dirección a la muerte.

Una semana antes de la operación, un conocido de mi padre llamó desde San Diego. «Sé que su hijo no anda bien», le dijo. «Él no ha estado siguiendo el plan de salud de la Biblia». ¿Un plan de salud en la Biblia? Buscando una cura, yo había leído más de trescientos libros sobre temas de salud, pero no la Biblia. Busqué inmediatamente mi concordancia bíblica, y escudriñé todas las Escrituras que tenían que ver con la salud, la alimentación y la sanidad. Me llamó la atención que Dios nos había legado para alimentarnos una maravillosa variedad de comidas «naturales», pero nuestra cultura moderna prefería los alimentos baratos, fritos, grasientos, con alto contenido de calorías, grasas, azúcar y —según creían muchos— sabrosos.

Comencé a leer con fruición la Palabra de Dios y a comer lo que Él decía que debíamos comer. Seré más específico un poco más adelante, pero todo lo que hice puede resumirse en un par de ideas fundamentales que usted también puede adoptar:

1. Coma de lo que Dios creó como alimento.
2. Cómalo en una forma que sea sana para su cuerpo.

Estoy aquí para decirle que Dios sanó mi cuerpo en cuarenta días. Aumenté en ese tiempo trece kilos, y si bien mi curación no fue instantánea, no por eso dejó de ser milagrosa. Poder comer sin dolores ni diarreas subsiguientes era como un paraíso en la tierra. Yo quiero que usted —la persona que sufre de SIC— experimente el mismo milagro. No puedo prometerle que seguir los principios de la llave # 1 de *La receta del Gran Médico para el síndrome de irritabilidad intestinal* hará desaparecer por completo su estrés abdominal, diarreas o estreñimiento, pero confío en que estos principios le garantizarán la mejor oportunidad de experimentar una vida vibrante.

Además, ¿acaso no han fracasado todos los demás tratamientos?

UNA PRESENTACIÓN QUE SE IMPONE

Es hora de presentarle al doctor Joseph Brasco, especialista certificado por las juntas de Medicina Interna y Gastroenterología de EE.UU. y coautor conmigo de este libro. Conocí a Brasco en 1999, durante un seminario sobre nutrición clínica. Me habían pedido que hablara acerca de mis problemas del tracto digestivo y de lo que había hecho para curarlos. Sentado en primera fila aquella tarde estaba el doctor Brasco.

Después de mi exposición, él se me presentó. Para ser gastroenterólogo tenía una apariencia moderna: rondaba los cuarenta, cabello oscuro y rizado, vestido a la moda y de una personalidad digna y serena. Parecía un tipo amigable y cálido.

Según recuerdo, me dio las gracias por mi franqueza y me preguntó si podríamos almorzar juntos para discutir el tema un poco más a fondo. «Desde luego que sí», repliqué, aunque no podía explicarme cómo un especialista en gastroenterología querría conocer mis opiniones acerca de cómo afecta la dieta las enfermedades digestivas y el síndrome de irritabilidad del colon. En 1999 yo era un estudiante de medicina naturopática de veintitrés años con cara de niño, no un graduado de medicina como él, pero había tenido experiencias en la vida y triunfado en un área de la medicina en la cual él no había encontrado demasiados resultados exitosos.

La mayoría de sus pacientes, según contó durante el almuerzo, llegaban a su consulta y aseguraban que su vida era un infierno. No padecían una dolencia grave como el cáncer o la inflamación de los intestinos, sólo un caso severo de aventazón, y períodos de flatulencia, alternados con estreñimiento y diarreas. Aun así sentían que la vida les golpeaba duro. No había mucho que hacer en una consulta de diez minutos, me explicó el doctor Brasco. Escuchaba a sus pacientes describir la enfermedad y generalmente les recetaba algún medicamento. Para eso es que los médicos como él habían sido entrenados: hacer un diagnóstico, escribir la receta y despedir a los pacientes.

Sólo que estos volvían una y otra vez al cubículo de examen, quejándose de los mismos síntomas y pidiendo que les facilitara algo más que un frasco de píldoras. En esos casos les recetaba un antiespasmódico, o hacía los arreglos para un GI superior e inferior. Luego, cuando regresaban a contar que sus dolores abdominales seguían, les ordenaba una tomografía computarizada. Aunque esto beneficiaba a su departamento de contabilidad, el paciente (o su compañía de seguros) gastaba varios miles de dólares en exámenes médicos, sin acercarse más a una mejoría que el primer día.

El doctor Brasco quedó fascinado con las clases de nutrición en la escuela de medicina, pero hacer su residencia en el hospital de una gran ciudad le abrió los ojos: la gente que llegaba a la sala de emergencias vivía en vecindarios donde abundaban el pollo frito despachado por la ventanilla de los autos, los quioscos de hamburguesas, las taquerías y todos los demás grandes proveedores de comidas rápidas que hay en el país. La mayoría de sus pacientes vivían de comida chatarra y pagaban un alto precio con su salud.

Él trataba de explicarles los elementos de una nutrición saludable: *Aléjese de las comidas rápidas. Coma más vegetales. Cómase una manzana al día.* El doctor había sido influenciado por *Enter the Zone,* un libro de Barry Sears, que proponía la idea de que restringir los carbohidratos podía reducir la aventazón y otros problemas gastrointestinales de las personas aquejadas de SIC. Se convirtió entre sus pacientes en un predicador del evangelio de las dietas bajas en carbohidratos. Y era directo con ellos.

«Escuche», les decía después de escuchar su letanía de síntomas. «Estoy convencido de que usted tiene el síndrome de irritabilidad del colon. Podemos ver esto de dos maneras. Le puedo recetar una medicina, que quizás le ayude algo, pero el mes que viene va a volver aquí quejándose de que le sigue doliendo el estómago. O, si le interesa, podemos cambiar su dieta, pero en ese caso tendrá que cooperar conmigo. No quiero perder mi tiempo ni el suyo si realmente no le interesa hacer un verdadero cambio con las cosas que come en su estilo de vida».

Pero el doctor Brasco me contó que sólo una tercera parte de sus pacientes estaban dispuestos a despedirse del pollo frito y las frituras de fríjol carita. Los demás preferían que les recetara algún fármaco, desde la Amitriptilina hasta el Zantac, que rara vez hacían algo por calmar sus tractos digestivos. Les faltaba voluntad para tomar las difíciles decisiones que comprenden un cambio de estilo de vida.

El doctor Brasco conocía bien el significado de estas decisiones, pues él mismo había sufrido de problemas digestivos. Pero practicaba lo que predicaba, comprando sus alimentos en tiendas de productos de salud, haciendo una dieta rica en cereales integrales y evitando la carne de res. Estaba convencido de que una dieta alta en fibra —bananas, avena, cereales con salvado— le haría sentirse mejor. Sin embargo, sucedió algo curioso: el médico no conseguía curarse a sí mismo.

Así que el doctor Brasco continuaba su búsqueda, y esa fue la razón principal de que me llamara a un lado después de mi presentación en un seminario sobre nutrición clínica. Estaba ansioso por saber más de la dieta que había terminado sanando mis penosas dolencias digestivas, una dieta que forma parte de *La receta del Gran Médico para una salud y un bienestar extraordinarios.*

¿Está usted dispuesto a hacer importantes cambios en su dieta? Creo que debe hacerlos, y sólo puedo ver en ello ventajas. ¿Cuán grande es su interés en poder comer sin experimentar un malestar insoportable? ¿Acaso no ha dicho a veces que haría *cualquier cosa* para sentirse mejor? Pues bien, su oportunidad ha llegado. El doctor Brasco y yo estamos de acuerdo en que lo más importante que puede hacer por su dolencia es cambiar sus hábitos alimentarios, pues una dieta malsana desempeña un papel principalísimo en el síndrome de irritabilidad del colon.

Lo que usted está a punto de leer en este capítulo son principios de la alimentación que tanto el doctor Brasco como yo hemos adoptado para aliviar nuestros propios problemas digestivos. Un libro que escribimos antes a cuatro manos, *Restoring Your Digestive Health,* echó los cimientos de las siete llaves y de este volumen, *La receta del Gran Médico para el síndrome de irritabilidad intestinal.* Si usted se apega a ellos aprenderá por qué la llave # 1, «Coma para vivir», puede ser su mejor arma contra el flagelo del SIC.

HAGA UNA LISTA Y REVÍSELA DOS VECES

En lo que respecta a comer (1) lo que Dios creó como alimento y (2) en una forma que sea sana para su cuerpo, Dios declaró en el Génesis que les estaba entregando a Adán y Eva «toda planta que da semilla, que está sobre toda la tierra, y todo árbol en que hay fruto y que da semilla… para comer» (1.29) así como «las plantas del campo» (3.18). En Deuteronomio, Dios presentó los animales de los que el hombre podría comer: el buey, el cordero, la cabra, el venado, la gacela, la cabra montés, el ibex, el antílope y las ovejas de montaña.

En otros pasajes de las Escrituras el pueblo de Dios se alimenta con almendras, cebada, legumbres, pan, tortas, queso, pepinos, cebolla, puerros, sandías, cuajada de leche de vaca, higos, pescado, frutas, caza mayor, leche de cabra, cereales, uvas, saltamontes, especias, miel de abejas, lentejas, harina, nueces de pistacho, aceite, aceitunas, codornices, uvas pasas, cordero, ternera y vegetales.

Estos alimentos que he relacionado son verdaderas minas de oro nutricionales y no contienen carbohidratos refinados o procesados ni edulcorantes artificiales. Estoy convencido de que una dieta basada en consumir alimentos enteros y naturales es una diana para el principio de «comer para vivir», y le ofrecerá las mejores probabilidades de superar el SIC. Sin embargo muchos de los llamados alimentos que se venden en los supermercados de nuestro país no han sido creados por Dios, sino producidos por empleadas con redecillas para el cabello en las esteras sinfín de alguna fábrica lejana.

Como carneros en tropel hacia el despeñadero, llenamos los carritos del supermercado con alimentos procesados que nos afectan el estómago y nos provocan problemas de diarrea y estreñimiento. Las comidas procesadas reclaman un mayor esfuerzo del tracto digestivo para extraer los nutrientes de alimentos cuyos ingredientes nutritivos han sido expoliados antes y durante el proceso de fabricación.

Pero Jordan, me estás aconsejando que coma para mi SIC muchos alimentos naturales; no puede ser tan sencillo como eso.

Tiene razón. No es tan simple. Usted debe consumir sus alimentos con cuidado, especialmente los carbohidratos, que desempeñan un papel protagónico en las crisis de SIC. Cada bocado, sea una proteína, grasa o carbohidrato, afecta su digestión, y en consecuencia sus síntomas. Examinemos más de cerca estos macronutrientes.

LAS PROTEÍNAS SON PRÁCTICAMENTE PERFECTAS

Las proteínas, uno de los componentes básicos de los alimentos, son los bloques de construcción esenciales del organismo. Todas las proteínas son combinaciones de veintidós aminoácidos, que intervienen en la generación de los órganos, músculos y nervios del cuerpo, por mencionar sólo algunas de sus funciones más importantes. Entre otras cosas, las proteínas también participan en el transporte de nutrimentos, oxígeno y residuos a través del cuerpo, y se las necesita para la estructura, función y regulación de las células, tejidos y órganos.

Nuestros cuerpos, sin embargo, no pueden producir los veintidós aminoácidos que requerimos para vivir una vida sana. Los científicos han descubierto que nos faltan ocho aminoácidos esenciales, lo que significa que debemos tomarlos de fuentes externas.

Esos ocho aminoácidos son indispensables, y resulta que la proteína animal —pollo, carne de res, cordero, productos lácteos, huevos, etc.— es la única fuente completa de los llamados «Ocho Grandes».

Es por eso que el vegetarianismo, que tanto el doctor Brasco como yo intentamos en nuestra desesperación por una mejoría, estaba condenado al fracaso.

Bajo en grasa no significa una buena salud

Antes de que empezáramos a colaborar en *Restoring Your Digestive Health*, el doctor Brasco había instado a sus pacientes a consumir alimentos bajos en grasa, lo cual forma parte del *mantra* médico tradicional: Aumente la fibra y haga una dieta baja en grasas.

El problema de las papas fritas bajas en grasa y las galletas dulces sin grasa va más allá de su falta de sabor: los alimentos químicamente alterados, en vez de mejorar las cosas para el cuerpo, las empeoran. El doctor en medicina Ron Rosedale, autor de *The Rosedale Diet*, señalaba que los animales de laboratorio, que viven vidas traumáticas dentro de estrechas jaulas, padecen trastornos de estrés y muerte prematura. Sin embargo, cuando se les alimenta con una dieta rica en grasas, los efectos de reducción de su ciclo vital provocados por el estrés se alivian.

«Lo mismo parece cumplirse para los seres humanos», escribió el doctor Rosedale. «Hacer una dieta baja en grasas puede promover la depresión y la ansiedad entre los humanos».[1]

Y como todos sabemos, el estrés y la ansiedad no son los mejores amigos de un paciente de SIC.

¿Qué tipo de grasas, entre las que se encuentran en los alimentos, deben consumir quienes padecen este síndrome? Las grasas de animales alimentados con pasto, del cordero, los productos lácteos derivados de la leche de animales alimentados con granos; los peces capturados en su medio natural; las aves que no viven enjauladas; las nueces, semillas y sus mantequillas, son todos fuentes excelentes de grasas beneficiosas para el organismo. Muchos se sorprenden al escucharme decir esto, pero es la razón por la que sostengo que la mantequilla es más saludable que la margarina. Cuando es orgánicamente producida, la mantequilla contiene abundantes ácidos grasos saludables, como los saturados de cadena corta, que suministran energía al cuerpo y lo asisten en la regeneración del tracto digestivo. La margarina, mientras tanto, es un producto hecho por el hombre, un conglomerado de sustancias químicas y aceites vegetales hidrogenados.

Las grasas y los aceites creados por Dios, como es de esperar, son los que debemos incluir en nuestra dieta. Los dos que encabezan mi lista son los aceites de coco y oliva extravirgen, beneficiosos para el organismo y que ayudan con el metabolismo. Le insto a cocinar con aceite de coco extravirgen, un alimento milagroso del cual pocas personas tienen conocimiento.

La verdad sobre los carbohidratos

Ahora viene el momento de la verdad en relación con los carbohidratos: las personas que padecen SIC deben restringir el consumo de carbohidratos y escoger de manera sensata aquellos que van a comer. Uno de los beneficios de reducir sus carbohidratos es la mejoría de la flora intestinal, o los microorganismos bacterianos. Pocas personas han escuchado hablar de la flora intestinal o tienen conciencia de que existen millones de millones de células en el cuerpo humano, pero que es mayor aún la cantidad de microbios unicelulares en el intestino grueso bajo la forma de flora intestinal. El cuerpo permite que esas bacterias y levaduras amistosas vivan en el tracto intestinal porque son la primera línea de defensa contra las bacterias patógenas, virus, toxinas y parásitos.

Por definición, los carbohidratos son las féculas y azúcares producidos por vegetales alimenticios. Como las grasas, los azúcares y féculas no son dañinos para usted, pero el problema radica en las dietas que descansan demasiado en alimentos cargados de azúcar, que aparecen en todas las comidas: en el desayuno, con los cereales endulzados; en los refrigerios, con las gaseosas o el café mezclado con azúcar; en el almuerzo, con las galletas dulces; y en la cena, con sus postres azucarados.

Lo que conocemos como azúcar es en realidad un azúcar disacárida. El azúcar blanca refinada nutre a los microorganismos nocivos de los intestinos. Uno de ellos, una levadura llamada *Candida albicans*, adora al azúcar. Por tanto, comer demasiados alimentos azucarados permite prosperar a la *Candida* y alimenta a las bacterias dañinas que irritan el revestimiento del tracto gastrointestinal.

Féculas como las que hay en el pan, la pasta, el arroz, el maíz y las papas son también carbohidratos disacáridos, más difíciles de digerir. Para el sistema digestivo, este tipo de carbohidrato es el más complejo de descomponer. Lo que sucede en el proceso digestivo es que algunos carbohidratos no digeridos permanecen en el intestino delgado en lugar de desplazarse al intestino grueso, donde pueden ser eliminados del cuerpo. Cuando los carbohidratos que no han sido absorbidos se asientan en el intestino delgado, alimentan a las bacterias nocivas y alteran el equilibrio de la flora intestinal, creando la tormenta perfecta para que el SIC asome su fea cabeza.

El resultado —los gases y ácidos causados por la fermentación bacteriana— se convierte en un círculo vicioso, razón por la cual Elaine Gottschall tituló su libro *Breaking the Vicious Cycle* [Rompa el círculo vicioso]. Los carbohidratos no digeridos estimulan la fermentación bacteriana, y esta a su vez dificulta la absorción de los carbohidratos. Si continúa comiendo alimentos ricos en disacáridos, su organismo nunca tendrá una oportunidad de sanar.

En *La receta del Gran Médico para el síndrome de irritabilidad intestinal*, le recomiendo que evite ingerir azúcares innecesarios, y que reduzca considerablemente su ingestión de féculas. Evitar el azúcar y sus dulces similares —el jarabe de maíz alto en fructosa, la sucrosa, la melaza y el jarabe de arce— es algo que resulta más fácil de decir que de hacer. Los carbohidratos que usted debe consumir son ricos en nutrientes, bajos en azúcar y con poco efecto glicémico. Entre ellos pueden encontrarse las frutas ricas en fibra, especialmente las bayas, vegetales, nueces, semillas y algunas legumbres, más una pequeña cantidad de productos a base de granos integrales (germinados, húmedos o fermentados) que son siempre mejores que los carbohidratos refinados y despojados de su fibra, vitaminas y componentes minerales vitales.

Comer alimentos que contienen carbohidratos no refinados le ayudará a introducir en su organismo alimentos ricos en fibra. Fibra son los residuos no digeribles de células vegetales que se encuentran en las verduras, frutas, granos integrales, nueces, semillas y fríjoles. Los alimentos ricos en fibra tardan más en descomponerse y son parcialmente indigeribles, lo que significa que a medida que recorren el tracto digestivo absorben agua e incrementan la eliminación de materia fecal en el intestino grueso.

Son buenas fuentes de fibra las bayas, frutas de cáscara comestible (manzanas, peras y uvas), las frutas cítricas, los cereales que no contienen gluten (quinoa, mijo, amaranto y alforfón), las arvejas, zanahorias, pepinos, calabacines y tomates. También son ricas en fibra las verduras de hojas verdes como la espinaca. Comer alimentos ricos en fibra y con poca fécula mejorará de inmediato su digestión en la medida en que comenzará a «matar de hambre» a los microorganismos dañinos que habitan en su cuerpo.

Masticar bien sus alimentos mejorará significativamente la digestión de los carbohidratos. Si quienes le rodean le critican por «inhalar» sus alimentos, tal vez sea porque come muy rápido. Le recomiendo masticar cada bocado de comida entre veinticinco y setenta y cinco veces antes de tragar. Quizás el consejo le parezca ridículo, pero sé que un esfuerzo consciente por masticar despacio asegura que se agreguen suficientes jugos digestivos a la comida al iniciar su recorrido a través del tracto digestivo.

Nunca enfatizaré lo suficiente la importancia crucial de masticar bien para quienes sufren de SIC.

RECOMENDACIONES NUTRICIONALES DEL GRAN MÉDICO

Bien, es hora de ir al grano: ¿Qué puede comer usted, que sufre de SIC? Prosigamos a la próxima lista:

1. Carnes.

Yo recomiendo comer la carne del ganado vacuno, ovino y caprino criado con alimentación orgánica, así como los bisontes y los venados, animales que toman su alimento de los abundantes pastizales de la naturaleza; y el pescado capturado en su medio natural como el salmón, atún y *bass* marino. La carne de los vacunos criados con pastos y alimentos orgánicos tiene menos grasa y es más baja en calorías que la de los que se crían con granos y piensos. También es más rica en ácidos grasos omega-3, que no ocasionan efectos nocivos en los intestinos, casi como en importantes vitaminas como la B12 y la E, y mucho más beneficioso para usted que los cortes de carne producidos en cadena, de reses a las que se inyectan hormonas y se alimenta con granos y piensos rociados con pesticidas, o que contienen antibióticos.

Los peces de escama y aleta pescados en océanos y ríos son fuentes magras de proteína y proveen en abundancia los aminoácidos esenciales.

Actualmente los supermercados ofertan mayores cantidades de estos tipos de alimentos, que además pueden encontrarse en las tiendas de productos naturales, pescaderías y comercios dedicados a especialidades.

Hay ciertas carnes que usted debe evitar. Hablo de las salchichas de desayuno, tocinetas, carnes procesadas, jamón, perros calientes, bratwurst y otros embutidos. Existen varias razones para recomendarle que se mantenga alejado de cárnicos como la tocineta y el jamón. En todos mis libros anteriores he señalado coherentemente que el cerdo, al cual la publicidad llama en Estados Unidos «la otra carne blanca», debe ser evitado, pues este animal fue llamado «inmundo» en los libros bíblicos de Éxodo y Levítico. Dios, en su infinita sabiduría, creó a los cerdos como animales que se alimentan de desechos, y que sobreviven bien con cualquier desperdicio o agua sucia que se les dé. Ellos tienen un tracto digestivo simple en el cual todo lo que comen baja rápidamente al estómago y sale por la puerta trasera en un máximo de cuatro horas. Cuando están muy hambrientos son capaces de comer hasta sus propios excrementos.

Aun si usted decide seguir comiendo carnes producidas por métodos comerciales en lugar de la versión orgánica, le ruego encarecidamente que se abstenga de comer carne de cerdo. Si lee Levítico 11 y Deuteronomio 14 podrá ver lo que Dios estableció en cuanto a comer la carne de animales limpios o inmundos. Las palabras hebreas utilizadas para describir las carnes inmundas pueden traducirse como «pútrido» o «impuro», y son los mismos términos que se usan para describir el excremento humano.

También debe entender que no todos los mariscos son alimento sano. Las carnes de los de concha dura o exoesqueleto quitinoso, así como la de los peces sin aletas ni escamas, tales como el siluro, el tiburón y la anguila, también son descritas en Levítico 11 y Deuteronomio 14 como «inmundas». Dios llamó inmundos a los crustáceos de concha dura como la langosta, el cangrejo, los camarones y las almejas porque se alimentan de lo que yace en el lecho marino, contentándose con las excretas de otras especies acuáticas. Eso podrá purificar el agua, pero no hace nada por la limpieza de la carne de estos habitantes del mar.

Comer alimentos inmundos intoxica al organismo y puede conducir a síntomas de SIC. Dios declaró inmundas estas carnes porque conoce las consecuencias de comerlas; también usted debe conocerlas.

2. Productos lácteos fermentados de leche de cabra, vaca u oveja.

Cuando empecé a seguir la dieta bíblica, comencé a consumir productos lácteos fermentados como el yogur y el kéfir a base de leche de cabra o de vaca. Uno de los beneficios de tomar estos productos lácteos fermentados son los microorganismos beneficiosos que contienen. Esos organismos vivos contienen algo que se conoce como «probióticos». Los probióticos son por definición microbios vivos directamente alimentados o DFM, que promueven el cultivo de bacterias beneficiosas o «amistosas» en el tracto intestinal. El tracto gastrointestinal normal de un ser humano contiene cientos de especies diferentes de bacterias inofensivas o incluso beneficiosas, lo cual también se conoce como flora intestinal, pero cuando ocurre un desequilibrio en la proporción de esas bacterias el resultado suele ser estreñimiento o diarrea.

Una de las maneras más fáciles de introducir en su dieta los probióticos es a través de los productos lácteos derivados de la leche de cabra o de oveja. Parecen ser más digeribles que los elaborados con leche de vaca, aunque los que tienen como base la leche de reses alimentadas con pasto u otros alimentos orgánicos puede ser también excelente.

La leche de cabra es menos alergénica, pues no contiene las proteínas complejas que se encuentran en la leche de vaca. La primera contiene mayores cantidades de ácidos grasos de cadena mediana (AGCM) que otras leches, así como siete por ciento menos de lactosa que la de vaca.

Si usted sufre de SIC u otros problemas digestivos le recomiendo que se abstenga de consumir productos lácteos líquidos como la leche y el helado, ya que contienen lactosa, un azúcar presente en la leche. Le recomiendo en su lugar lácteos fermentados como el yogur, el kéfir, los quesos duros, el queso crema cultivado, el requesón y la crema cultivada. Las personas que no toleran la lactosa —lo cual es muy frecuente en quienes sufren de SIC— suelen tolerar sin embargo los productos lácteos fermentados, porque contienen muy poca o ninguna lactosa residual. A muchos les cuesta digerir este azúcar de la leche.

3. Vegetales encurtidos y fermentados.

Los vegetales fermentados como la col agria, y las zanahorias, remolachas o pepinos encurtidos también suministran al cuerpo probióticos. Aunque no suelen ser muy aceptados en la mesa, ayudan a restablecer el equilibrio natural del sistema digestivo. Los vegetales encurtidos como la col agria contienen una gran abundancia de vitaminas, incluyendo a la C, y cuatro veces la cantidad de nutrientes de la col no fermentada. Los lactobacilos presentes en los vegetales fermentados contienen enzimas digestivas que ayudan a descomponer los alimentos y los hacen más digeribles. Le insto a probar la col agria o las remolachas encurtidas, que podrá encontrar fácilmente en las tiendas de productos de salud.

4. Frutas.

La receta del Gran Médico para el síndrome de irritabilidad intestinal le aconseja comer con prudencia frutas crudas, que son muy sanas, pero pueden ocasionar disturbios digestivos a los aquejados de SIC. Si está confrontando problemas de diarrea, coma sus frutas con cautela. Debido a su alto contenido de azúcar, no le recomiendo comer frutas solas; se deben consumir junto con grasas y proteínas, lo cual ayudará a retardar la absorción de azúcar.

Limite su consumo a dos o tres frutas diarias en el horario de las meriendas. Entre las más sanas para su SIC le recomiendo los arándanos azules, fresas, frambuesas y uvas bien maduras y orgánicas. Para mantener su sistema digestivo en calma usted debe comer frutas y vegetales orgánicos que no hayan sido cultivados con pesticidas ni fertilizantes químicos. Intente comer las frutas y vegetales de la estación; a nadie le gusta comer un tomate medio verde de consistencia correosa. No tengo nada en contra de los productos agrícolas congelados, ya que representan la mejor opción en los lugares de invierno riguroso para consumir frutas y vegetales saludables. En el caso de las bayas y otras frutas, la diferencia entre las frescas y las congeladas es mínima.

5. Especias.

Es posible que en su alacena encuentre una especia capaz de aliviar su SIC. El jengibre, la especia más cultivada en el mundo, contiene sustancias químicas naturales que inhiben las bacterias tóxicas en el tracto digestivo, al tiempo que promueven las bacterias beneficiosas. Razón por la cual esta especia resulta eficaz para tratar condiciones que oscilan desde el estreñimiento hasta la diarrea. El jengibre reduce el volumen total de jugos gástricos, afirma Paul Schulick, autor de *Ginger: Common Spice & Wonder Drug*. «Virtualmente todos los textos etnomédicos de todas partes del mundo han elogiado su amplia gama de beneficios para el sistema digestivo», escribe Schulick.[2]

Existe otra especia que, aunque se usa poco, también ayuda a los pacientes de SIC: la menta. Como mencioné en la introducción, el aceite de menta tomado en cápsulas con capa entérica —lo cual retarda su acción hasta llegar al colon— ofrece un tratamiento eficaz para muchos síntomas del síndrome de irritabilidad intestinal. La *Encyclopedia of Natural Healing* afirma que «el aceite de menta inhibe las contracciones del músculo liso gastrointestinal y una excesiva acumulación de gas». Y agrega: «el aceite de menta provee un tratamiento eficaz para muchos de los síntomas de un colon irritable no complicados por una infección».[3]

6. Agua.

Claro que el agua no es un alimento en sí, pero esta sustancia carente de calorías y de azúcar desempeña en el organismo muchas funciones vitales relacionadas con la digestión. En primer lugar, el tracto intestinal utiliza buena cantidad de ella para descomponer los alimentos sólidos. El agua actúa como lubricante en el movimiento de lo que circula por el intestino grueso, y ayuda a solidificar y formar las heces. Estas, cuando son sanas, están compuestas por agua, fibra no digerida y bacterias vivas y muertas. Cuando permanecen demasiado tiempo en el intestino grueso, pueden resecarse, lo cual dificulta su expulsión del colon; es lo que conocemos como estreñimiento.

El doctor en medicina F. Batmanghelidj, autor de *You're Not Sick, You're Thirsty!*, señala que el agua es el principal disolvente de todos los alimentos, vitaminas y minerales. Ella descompone los alimentos en partículas más pequeñas para su metabolismo y asimilación. «El agua infunde energía a los alimentos, y las partículas de estos pueden entonces suministrar su energía al organismo durante la digestión», escribe. «Esta es la razón de que sin agua no haya valor energético alguno en el cuerpo humano».[4]

Para una buena salud digestiva, la mejor manera de evitar el estreñimiento es beber mucha agua, los proverbiales ocho vasos al día. Si bebe menos que eso, se estará buscando trastornos abdominales. En un tracto digestivo sano, el cuerpo procesa los alimentos desde el momento en que ingresan a la boca hasta que sus residuos son expulsados, un período de doce a veinticuatro horas. Aquellos comestibles que permanecen en el intestino grueso por más de veinticuatro horas lo contaminan y contribuyen al estreñimiento, de modo que usted necesita el agua para mantenerlos húmedos y móviles.

La diarrea, en contraste, consiste en heces que contienen demasiada agua. Entonces ¿es posible sufrir diarreas por haber bebido demasiada agua? No, la diarrea no es causada por beberse una botella tras otra de agua de manantial; en realidad, esta afección es deshidratante, roba agua del organismo. Así que aun en caso de continuas carreritas al baño, usted necesita beber mucha agua. Debe beber un mínimo de ocho vasos al día para mantenerse hidratado. De acuerdo, hay que ir al baño con más frecuencia, pero ¿qué hay de malo en eso? Beber bastante agua no sólo es saludable para el cuerpo sino que constituye una parte clave del plan de batalla de *La receta del Gran Médico para el síndrome de irritabilidad intestinal* (ver página 72), así que mantenga siempre una botella de agua cerca y beba del precioso líquido antes y durante las comidas. Beba la mayor cantidad entre las comidas y aléjese de las bebidas muy frías. Estas tienen un impacto negativo en su sistema y paralizan temporalmente la digestión, algo que no beneficia a quien está lidiando con el SIC.

Parece un buen momento para hablar de la obsesión de nuestro país con el café, cortesía de la cafetería Starbucks del barrio. A quienes padecen de SIC debo rogarles que se alejen del café. Esta sustancia ejerce un efecto demasiado nocivo sobre el esófago y el tracto digestivo, y la cafeína obliga a un gran esfuerzo a las glándulas suprarrenales, y hace al organismo más susceptible a las enfermedades e infecciones.

Los tés e infusiones medicinales (está última bebida se confecciona con plantas medicinales y especias, en lugar de la planta de té) son una mejor opción. Mis mezclas favoritas de té contienen combinaciones del verde, negro o blanco con plantas medicinales y especias bíblicas como las hojas de la vid, la granada, el hisopo, el olivo y la higuera. Aunque nunca me he considerado un asiduo bebedor de té, mi esposa, Nicki, y yo disfrutamos de estas mezclas bíblicas con las comidas.

Verá que en el plan de batalla de *La receta del Gran Médico para el síndrome de irritabilidad intestinal* recomiendo beber una taza de té caliente con miel de abejas en el desayuno, la cena y las meriendas. También aconsejo consumir té recién colado, pues el té puede beberse caliente, fresco o helado. Pero recuerde que si bien los tés de plantas medicinales proveen magníficos beneficios para la salud, nada puede sustituir como agente hidratante al agua pura. Si bien usted puede beber, sin perjuicio para su seguridad o su salud, entre dos y cuatro tazas diarias de té o infusiones de plantas medicinales, eso no le exime de beber por lo menos seis vasos de ocho onzas de agua pura, por todas las razones plausibles que he descrito en esta sección.

Practique el ayuno una vez a la semana

Si su estómago baila un *break-dance* cada vez que usted come un emparedado, o sus intestinos se retuercen de dolor después de una cena de carne con papas, le insto a realizar un ayuno parcial una vez a la semana. Creo firmemente en el valor de dar a la sección media del cuerpo un receso del perenne ciclo digestivo, lo cual puede aliviar el estrés y los dolores abdominales. El páncreas descansa, porque no tiene que producir las enzimas digestivas que se necesitan para procesar los alimentos. Creo que para las personas que padecen de SIC es mejor y más realista concentrarse en completar un ayuno parcial de un día una vez a la semana. En este tipo de ayuno, uno se levanta en la mañana y se abstiene de desayunar y almorzar, así como de merendar. Luego, vuelve a comer a la hora de la cena.

Ayunar es una disciplina que no resulta fácil para quien nunca lo ha hecho. Si usted nunca ha ayunado voluntariamente un día, le insto a intentarlo, preferiblemente hacia el final de la semana. He descubierto que los jueves y viernes funcionan mejor para mí, pues la semana está terminando y se acercan el sábado y el domingo. Por ejemplo, dejo de desayunar y de almorzar, de modo que cuando rompa mi ayuno con la cena esa noche mi organismo haya pasado entre dieciocho y veinte horas sin alimento o sostenimiento, considerando que la última comida la he hecho la noche anterior.

Si yo sufriera de SIC, mi actitud hacia el ayuno sería: *¿Acaso tengo algo que perder?* Usted podría descubrir que el ayuno es como la pausa que refresca. Un receso sostenido en su rutina alimentaria mejorará su salud física en formas que quizás no entienda. Pero existe una arista espiritual del ayuno de la que también debemos hablar. Cuando usted ayuna y ora (dos palabras que en las Escrituras parecen ir de la mano) está buscando a Dios en su vida y abriéndose a la experiencia de una sensación renovada de bienestar y dependencia del Señor.

La docena mortal

Si está tratando de evitar un ataque de SIC, o alguien en su familia tiene un sistema gastrointestinal sensible, he aquí una lista de alimentos que nunca debería llevarse a la boca. Los llamo la «Docena mortal» y ya he discutido algunos en este capítulo; presento aquí el resto con un breve comentario:

1. Productos del cerdo. Estas carnes encabezan mi lista, pues son constantes de la dieta regular estadounidense, pese a ser extremadamente insalubres.

2. Mariscos de concha dura o peces sin aletas ni escamas, como el siluro, el tiburón y la anguila. En el Antiguo Testamento, Dios llamó también inmundos a los crustáceos de concha dura como las langostas, los cangrejos y las almejas. En sus carnes se alojan conocidas toxinas que pueden perjudicar su salud e irritar su tracto digestivo. ¿Quiere esto decir que digo *sayonara* a los camarones tempura, *au revoir,* a la langosta Termidor y *adiós* a los burritos con carnitas? Exactamente: Eso es lo que quiero decir.

3. Aceites hidrogenados. Esto significa que la margarina y la manteca deben ser tabú, así como cualquier torta, pastel o postre comercial, u otra cosa que tenga en la etiqueta las palabras *hidrogenado* o *parcialmente hidrogenado*.

4. Edulcorantes artificiales. El aspartame (que se encuentra en el NutraSweet y el Equal), la sacarina (Sweet 'N Low), y la sucralosa (Splenda) son sustancias químicas cien veces más dulces que el azúcar y que se encuentran virtualmente en cualquier restaurante de los Estados Unidos. Más de ciento ochenta millones de estadounidenses los consumen regularmente. ¿Causan problemas estomacales?

Los alcoholes y polioles del azúcar, tales como el sorbitol, malitol, isomalt y otros de resonantes nombres científicos se encuentran en los populares edulcorantes artificiales. Y sí, pueden crear problemas gastrointestinales. El doctor Prabhakar Swaroop, profesor auxiliar de gastroenterología de la Universidad de San Luis dice: «Estos alcoholes del azúcar están compuestos por cadenas largas, y nuestros organismos tienen dificultades para descomponerlos». En grandes cantidades pueden causar diarrea, gas y aventazón, a lo que muchos se refieren como un «efecto laxante», agrega.[5]

5. Harina de trigo blanca. La harina de trigo blanca no es una sustancia química problemática como los edulcorantes artificiales, pero carece virtualmente de elementos nutritivos y no ayuda a su salud.

6. Azúcar blanca. Si buscaba un culpable de todos esos «salvavidas» que cuelgan sobre la línea de la cintura, su búsqueda acabó aquí.

7. Gaseosas. No se esconda: huya de esta azúcar líquida. Una Coca-Cola o Pepsicola de doce onzas equivale a comer casi nueve cucharaditas de azúcar. Las bebidas no alcohólicas más populares también contienen sustancias químicas que aumentan las ideas del organismo, lo cual no produce una agradable sensación en el estómago.

8. Leche desgrasada, pasteurizada y homogeneizada. Como ya he dicho, la leche orgánica, no homogeneizada, es mejor, y la leche de cabra, la mejor de todas; y si usted padece SIC, los productos lácteos cultivados o fermentados son su mejor opción.

9. Jarabe de maíz. Este no es más que otra versión del azúcar, e incluso engorda más.

10. Proteína de soya hidrolizada. Si se está preguntando qué es esto, la proteína de soya hidrolizada es la base de los productos que imitan la carne. Quédese con el producto real.

11. Sabores y colores artificiales. Ni en la mejor de las circunstancias son buenos para usted, y mucho menos si está intentando aliviar un malestar digestivo.

12. Exceso de alcohol. Aunque algunos estudios señalan los beneficios para el corazón de beber pequeñas cantidades de vino tinto (lo que se conoce como la «paradoja francesa»), sigue siendo un hecho que el alcohol contiene grandes cantidades de azúcares y calorías. El consumo excesivo de alcohol ha sido además una causa importante de naufragios familiares a través de los años.

¿Cuáles alimentos son extraordinarios, promedio o problemáticos?

He preparado una lista que abarca los alimentos clasificados en orden descendente según sus propiedades salutíferas. Los que encabezan la lista son más sanos que los que se encuentran al final. A los mejores alimentos que podemos comer los considero extraordinarios. Dios los creó para que los comiéramos y

le proporcionarán la mejor oportunidad posible de vivir una
vida larga y feliz. Si usted padece problemas de irritabilidad del
colon, será mejor que al menos setenta y cinco por ciento de su
dieta esté compuesta por alimentos de la categoría extraordina-
ria. Los que he situado en la categoría promedio deben consti-
tuir menos del veinticinco por ciento de su dieta cotidiana.

Si tiene problemas de SIC, será mejor que limite los alimentos promedio a menos del veinticinco por ciento.

Los comestibles de la categoría problemática debe consumirlos con extrema cautela. Si enfrenta un ataque de SIC, debe evi-
tarlos en absoluto.

Para encontrar una lista completa en inglés de alimentos
extraordinarios, promedio y problemáticos visite
www.BiblicalHealthInstitute.com y haga clic en «What to
E.A.T».

℞ LA RECETA DEL GRAN MÉDICO PARA EL SÍNDROME DE IRRITABILIDAD INTESTINAL: COMA PARA VIVIR

- *Coma sólo los alimentos que Dios creó.*

- *Coma sus alimentos en una forma saludable para el cuerpo.*

- *Trate de hacer durante el día comidas más ligeras en lugar de tres comidas abundantes.*

- *Cuando vaya a comer consuma las proteínas, grasas y vegetales antes de los carbohidratos que contienen azúcares y féculas.*

- Restrinja o evite los alimentos que contienen disacáridos como los productos lácteos líquidos, los granos no germinados, el azúcar, el maíz y las patatas.

- Beba al menos ocho vasos diarios de agua pura o más para hidratar apropiadamente su tracto digestivo.

- Ayune parcialmente un día a la semana para dar a su sistema digestivo un receso.

- Mastique cada bocado de comida de veinticinco a setenta y cinco veces.

Actúe

Si quiere aprender a incorporar a su régimen diario los principios del comer para vivir, por favor pase a la página 72 para consultar el plan de batalla de *La receta del Gran Médico para el síndrome de irritabilidad intestinal.*

LLAVE # 2

*Complemente su dieta con alimentos integrales,
nutrientes vivos y superalimentos*

En la primavera boreal de 1997, recibí una llamada telefónica
del doctor Morton Walker, investigador médico y columnista de
Townsend Letter for Doctors & Patients, un boletín que publica
información escrita por investigadores, profesionales de la salud
y pacientes acerca de las últimas noticias en la medicina alternativa. Al doctor Walker le habían hablado de un estudiante uni-
versitario de veintiún años que padecía la enfermedad de Crohn
y que se recuperó siguiendo un plan de salud basado en la Biblia,
y complementando su dieta con probióticos y SBO u organismos con base en los suelos. Ese estudiante era yo.

Tuve una amistosa charla con el doctor Walker, y luego él
escribió un largo artículo acerca de mi batalla para regresar de las
puertas de la muerte. La historia complementaria era una des-
cripción exhaustiva y detallada de mis anormalidades intestinales crónicas y de mi búsqueda por dos años de *algo* que me
permitiera llevar una vida normal.

Ese algo resultó ser un plan de salud de cuatro mil años de
antigüedad que incluía el consumo de microorganismos beneficiosos que se encuentran en plantas saludables y en los suelos;
microbios vivos que incrementaron mi capacidad para absorber
nutrientes de los alimentos, mientras promovían el cultivo de
bacterias beneficiosas en mis intestinos. Supe de su existencia
durante el breve tiempo que viví en San Diego, donde buscaba
una respuesta a mis afecciones digestivas.

Por entonces, mi padre, el doctor Herb Rubin, me envió un paquete de aspecto interesante. Tenga en cuenta que mi padre era un doctor en quiropráctica y naturopatía que abogaba por una salud holística, y nunca permitía que entraran en casa alimentos procesados ni nada que contuviera azúcar refinada. Él adoraba estos campos. Abrí su paquete y sólo encontré una bolsa de plástico que contenía un polvo negro. Había también una nota adjunta: «Sé que prometí no enviarte nada más para que lo intentaras, pero creo de verdad que debes agregar esto a tu dieta. Te quiere, papá».

¿Habría olvidado papá que yo había intentado y probado todos los suplementos conocidos, incluyendo treinta tipos diferentes de probióticos? Ninguno hizo nada especial por mí, aunque podría recordar un par de productos que me hicieron sentirme peor o precipitaron otra ronda de diarreas. Y ahora mi padre me urgía a probar la sustancia contenida en aquella bolsa negra, la cual, por demás, parecía *tierra*.

Llamé a papá en la Florida para preguntarle de qué se trataba. Después de intercambiar los saludos convencionales, me dijo que confiaba en que aquel polvo negro sería el elixir natural que yo necesitaba. «Puede que parezca tierra, pero no lo es», me aseguró. «Esa bolsa de plástico contiene microorganismos salutíferos y minerales que se hallan en los suelos». Un artículo incluido en el paquete explicaba que los nutrientes habían sido secuestrados de nuestras exhaustas tierras agrícolas. Y según la nota no sólo estaban ausentes los nutrientes y los microminerales, sino que los «microorganismos vivos» habían sido erradicados de nuestros alimentos por tres factores: el tratamiento con pesticidas de las tierras de cultivo, la pasteurización de los productos lácteos y el desdén del hombre moderno por los microorganismos. Mientras contemplaba la bolsa de polvo negro que me había enviado papá, pensé: *¿Acaso tengo algo que perder?*

A la semana siguiente mezclé parte del polvo con agua y bebí el oscuro cóctel. No creo que haya sido tan desagradable como los huevos crudos que comía Rocky el boxeador antes de entrenar; pero tampoco era mucho mejor. Yo había decidido incrementar en mi dieta la cantidad de alimentos que contuvieran microorganismos beneficiosos para mis intestinos: leche de cabra o de vaca bajo la forma fermentada de kéfir; granos germinados; frutas y vegetales orgánicos; col agria cruda y jugos de zanahoria así como de otros vegetales.

Había aprendido que esos alimentos «vivos» retenían sus enzimas y microorganismos beneficiosos. La razón por la que le digo esto es que después que mi salud mejoró y pude reanudar una vida normal continué consumiendo suplementos elaborados con microorganismos basados en los suelos y otros probióticos que se conocen en la industria de productos naturales para la salud como «alimentos enteros» o multivitaminas o suplementos «vivos».

Todo lo que le acabo de contar a usted se lo describí al doctor Walker, y él reconstruyó con gran habilidad mi camino de regreso a la salud en un artículo que creó bastante efervescencia en la industria de productos naturales para la salud. «Los SBO desintoxicaron el tracto intestinal de Jordan, lo cual revirtió el proceso degenerativo de su enfermedad de Crohn», escribió, y agregó que yo había logrado curarme de esa devastadora enfermedad.[1]

No sé cuántos lectores tendrá *Townsend Letter*, pero no exagero cuando le digo que varios millares de personas me contactaron para saber sobre la dieta y los SBO que me habían ayudado. Muchas de esas cartas y llamadas telefónicas provenían de personas que sufrían de SIC y querían averiguar dónde y cómo podían adquirir ese suplemento probiótico con aspecto de tierra.

LOS PROBIÓTICOS Y EL SIC

Yo tenía entonces apenas veintidós años, pero también una pasión por transformar la salud de otras personas. Creía firmemente que podría ayudarles, y el Señor sabe que sus descripciones de la angustia que produce ese síndrome me conmovieron. Como la necesidad es la madre de la invención, me dediqué a formular mi propio suplemento probiótico con SBO. Hice dos cosas: contactar al fabricante del producto a base de SBO que estaba tomando y luego buscar toda la literatura disponible sobre probióticos y SBO para ver si podían o debían añadirse a la ecuación algunos micronutrientes. Recuerde que entonces yo estudiaba para sacar mi doctorado en naturopatía, así que procuraba enterarme sobre los microorganismos idóneos para incluirlos en mi fórmula.

Incluí varios microbios beneficiosos, entre ellos lactobacilos, bacilos y otros de la especie Sacchromyces.

Diez años después todavía tomo a diario un suplemento que contiene probióticos. De hecho, cientos de miles de personas han consumido el producto que formulé, y muchas han reportado magníficos resultados. (Para ver las marcas recomendadas visite www.BiblicalHealthInstitute.com y haga clic en la guía de recursos GPRx Resource Guide.) Estoy más que nunca convencido de que los nutrientes producidos por la fermentación probiótica —un proceso en el cual bacterias y levaduras beneficiosas se complementan en un complejo favorable para su salud— mejoran la salud gastrointestinal. Es por eso que le insto a complementar su dieta con probióticos, productos nutritivos a base de alimentos enteros, nutrientes vivos y superalimentos.

Comience con una buena multivitamina

Cuando yo era estudiante de medicina naturopática estudié la obra del doctor Weston Price, un dentista de Cleveland que vivió entre 1870 y 1948. A medida que empastaba más y más caries de pacientes tendidos en su sillón de dentista, se preguntaba: *¿Serán nuestros alimentos procesados los que causan las caries?* El doctor Price abandonó su práctica y viajó alrededor del mundo estudiando a pueblos indígenas cuyas dentaduras y encías jamás fueron tocadas por alimentos procesados. Entró en contacto con catorce culturas primitivas que no sólo mostraban hilera tras hilera de dientes sanos, sino que esos sonrientes hombres, mujeres y niños también vivían vidas saludables y virtualmente libres de enfermedades físicas. Visité una de esas culturas en el verano del 2005, cuando mi esposa, Nicki, y yo viajamos con Nicole y Mike Yorkey al Valle de Lötschental, un aislado cañón en las alturas de los Alpes.

Hablamos con los lugareños, muchos de los cuales habían vivido desde que nacieron en chalets de madera con techo de pizarra.

El doctor Price había estudiado los patrones de salud de esos sencillos pastores y agricultores en los años treinta del siglo pasado, pero no pudimos encontrar en el Valle de Lötschental a nadie que recordara al doctor Price, ya que todo había sucedido setenta y cinco años antes.

Después de evaluar a ese pueblo indígena muchas décadas atrás, el doctor Price quedó convencido de que la dieta tradicional americana estaba enviando a muchos en Estados Unidos por el camino de la perdición. El dentista, que era claramente un adelantado a su época, sugirió que nos haría mucho bien restablecer en nuestra dieta nacional los alimentos con alta densidad de nutrientes.

Cuando examiné los escritos del doctor Price, presté especial atención a los tipos y formas de los nutrientes que contienen los alimentos —carnes, productos lácteos, vegetales, plantas medicinales, vegetales marinos y champiñones— que consumía la gente más sana del mundo.

Esto me dio pie para tratar de elaborar una multivitamina «viva» que fuera la suma de las fuentes más ricas de estos nutrientes clave que existen en la naturaleza.

Aunque no podía remontarme al estilo de vida de nuestros antepasados, si podía ingerir nutrientes en las formas en que ellos lo hacían y recorrer al menos la mitad del camino. Esa es la razón por la que le recomiendo tan encarecidamente que tome multivitaminas vivas en forma de alimentos enteros, también conocidas como nutrientes vivos o basados en alimentos enteros, los que consisten en vitaminas y minerales que han sido fermentados con microorganismos probióticos y sus enzimas. (Encontrará una lista de estos productos visitando www.BiblicalHealthInstitute.com y haciendo clic en la guía de recursos GPRx Resource Guide.)

Creo que todos necesitamos tomar una multivitamina viva, especialmente quienes padecen los síntomas de un colon irritable, y tienen que restringir los alimentos que pueden comer y vivir con una digestión irregular.

Enzimas digestivas

¿Quiere pegar un nocaut después de una combinación de izquierda y derecha? Entonces considere añadir enzimas digestivas a su lista de suplementos nutricionales. Siempre me aseguro de tomar un par de cápsulas de ellas antes de comer, especialmente si lo hago fuera. Le explico por qué: cuando consumimos alimentos crudos como las ensaladas y frutas, ingerimos con ellos las enzimas que contienen. En cambio, cuando hemos comido alimentos cocidos o procesados, como los que se preparan en la cocina de un restaurante, el páncreas debe producir las enzimas necesarias para digerirlos. La constante demanda de enzimas somete a un gran esfuerzo a este órgano, que debe segregar más enzimas para satisfacer la demanda.

Sin los niveles adecuados de enzimas presentes en los alimentos —crudos o fermentados— o en suplementos nutricionales, usted puede ser presa de excesivos gases y aventazón estomacal, diarreas, estreñimiento, acidez y falta de energía, que resultan ser algunos de los síntomas del SIC.

Las enzimas digestivas son proteínas complejas que toman parte en el proceso digestivo. Ellas son las jornaleras del organismo, responsables de sintetizar, distribuir y eliminar la increíble cantidad de ingredientes y sustancias químicas que asimila su cuerpo durante sus horas de vigilia. Cuando este produce enzimas, la función de ellas es precipitar los cambios químicos en los alimentos que pasan a través de su tracto digestivo. El páncreas, que desempeña un papel principal en la producción de enzimas digestivas, debe corresponder con un alto ritmo de producción de enzimas pancreáticas.

Las dietas a base de comida chatarra, masticación incompleta y comidas urgentes contribuyen a la incapacidad del cuerpo para producir cantidades adecuadas de enzimas, y a la consiguiente deficiencia en la absorción de los alimentos. Estos problemas no mejoran con la edad, sino que empeoran. Un destacado bioquímico, el doctor Edward Howell, cita en su libro *Enzyme Nutrition* numerosos estudios con animales que muestran que los que eran alimentados con dietas deficientes en enzimas experimentaban un agrandamiento del páncreas, debido a que este órgano estaba trabajando demasiadas horas extra para producir enzimas digestivas. No pasaría mucho tiempo más para que su salud se viera seriamente afectada.[2]

Aunque estuviéramos dispuestos a comer más alimentos crudos, no procesados, en su estado natural, no siempre es posible. Puedo dar testimonio de ello cuando viajo o tengo un calendario repleto de actividades sociales. Así que si a usted también se le dificulta hallar la manera de comer suficientes alimentos crudos, frescos y vivos como las bananas, aguacates, semillas, nueces y otros igualmente naturales, puede tomar entonces con cada comida o merienda enzimas digestivas de origen vegetal, a fin de agilizar la digestión. Pienso que las enzimas digestivas son esenciales para todos aquellos que tienen dificultades con la digestión. (Para ver las marcas recomendadas visite www.BiblicalHealthInstitute.com y haga clic en la guía de recursos GPRx Resource Guide.)

FIBRA DE ALIMENTOS ENTEROS

¿Está tomando usted laxantes, antiácidos, antidiarreicos o fármacos contra las hemorroides? Si es así, es un buen candidato a incorporar a su dieta un suplemento de fibra de alimentos enteros que le suministre a su cuerpo una fuente vegetal de fibra dietética altamente aprovechable. Tal suplemento podrá contrarrestar alguno de los problemas estomacales que le hacen rechinar los dientes de dolor.

Cuando esté buscando un producto rico en fibra apropiado para usted, asegúrese de escoger alguna marca que emplee en su fabricación semillas, legumbres y cereales orgánicos, fermentados o germinados; eso facilitará su digestión. Una de las formas más aconsejables de consumir fibra de alimentos enteros es tomar al levantarse y antes de irse a la cama una mezcla de superalimentos verdes y fibra. Licuela junto con su jugo favorito o agua. (Para una lista de productos recomendados ricos en fibra y basados en alimentos enteros visite www.BiblicalHealthInstitute.com y haga clic en la guía de recursos GPRx Resource Guide.)

ALIMENTOS VERDES

Los concentrados de alimentos verdes, también conocidos como «superalimentos» verdes, son concentrados con una alta densidad de vegetales como el jugo de tallos de cereales, espinaca, col rizada y perejil, además de microalgas como la *chlorella* y la *spirulina*, y vegetales marinos como el *kelp*.

Un superalimento verde combinado o un suplemento de alimentos verdes debe ser una constante en su régimen diario. El superalimento verde altamente nutritivo combina los beneficios dietéticos de los nutrientes vivos basados en alimentos enteros y fuentes de fibra de alimentos enteros. Además, los alimentos verdes pulverizados se disuelven bien en agua o con su jugo de frutas o vegetales favorito. Si desea una nutrición instantánea antes de salir para el trabajo en la mañana, un vaso de agua mezclado con polvo de superalimentos verdes, o un puñado de cápsulas mezcladas o ayudadas a tragar con agua o jugo, proveen una conveniente nutrición.

Insisto tanto en los alimentos verdes, los que además obran maravillas para ayudarle a dar del cuerpo a diario, que creo que debe consumirlos cualquiera que desee tener una buena salud digestiva.

Otras recomendaciones

Para redondear sus suplementos, permítame proponerle unos cuantos más:

Aceite de hígado de bacalao rico en omega-3

El aceite de hígado de bacalao es una de las mejores fuentes que conocemos de ácidos grasos omega-3, un extraordinario recurso nutricional que se ha reconocido desempeña un papel fundamental en el desarrollo del cerebro, los conos y bastoncillos de las retinas oculares, la lubricación de las articulaciones y la respuesta inflamatoria del cuerpo. Esta última es cardinal para la salud digestiva.

Cuesta acostumbrar el paladar al gusto de los aceites dorados que se extraen del hígado fileteado del bacalao islandés y otros peces, pero después de una década tomando aceite de hígado de bacalao, yo creo que podría beber un frasco entero. Si cree que su estómago no resiste la idea de tomar este importante nutriente, también puede ingerirlo en cápsulas líquidas fáciles de tragar (para ver los productos recomendados, visite www.BiblicalHealthInstitute.com y haga clic sobre la guía de recursos GPRx Resource Guide).

Antioxidantes

Los antioxidantes son compuestos que preservan y protegen a otros compuestos del cuerpo humano del daño que le pueden infligir los radicales libres. Le evitaré una larga disertación y le diré que los radicales libres son algo que a usted no le gustaría encontrar campeando por sus respetos en su sistema molecular. Los radicales libres son moléculas de oxígeno con un solo electrón, pero se sabe que estas inestables moléculas atacan a las células del sistema inmunológico.

Los antioxidantes se ocupan de neutralizar a los radicales libres. Los más conocidos son las vitaminas E, C y el betacaroteno. Pero un grupo emergente de bebidas y alimentos ricos en antioxidantes está captando últimamente toda la atención en esta categoría. Extractos de frutas ricas en antioxidantes, como la granada, y bebidas como los tés verde y blanco contienen sustancias fotoquímicas conocidas como polifenoles, que pueden mejorar significativamente su salud.

Plantas medicinales

Los técnicos de laboratorio que analizan a través del microscopio muestras de heces fecales suelen descubrir que una de cada cinco personas tiene parásitos. No quiero que se alarme demasiado, pero estoy hablando de todo tipo de lombrices: solitarias, oxiuros, lombrices intestinales, etc. Plantas medicinales como la raíz de ginseng, el clavo, el ajo y la cáscara verde de la nuez negra liberan al cuerpo de estos parásitos. Sin embargo, mi experiencia con personas que padecen el síndrome de irritabilidad intestinal me ha demostrado que ellas no pueden tolerar los mencionados remedios, porque pueden alterar su flora intestinal. Las mejores plantas medicinales que he encontrado para la salud digestiva siguen siendo el jengibre, la cúrcuma y el aceite de menta.

LA RECETA DEL GRAN MÉDICO PARA EL SÍNDROME DE IRRITABILIDAD INTESTINAL: COMPLEMENTE SU DIETA CON SUPLEMENTOS BASADOS EN ALIMENTOS ENTEROS, NUTRIENTES VIVOS Y SUPERALIMENTOS

- *Consuma como parte de su régimen diario un suplemento que contenga probióticos y microorganismos basados en los suelos (SBO).*

- *Tome con cada comida una multivitamina viva basada en alimentos enteros, y enzimas digestivas.*

- *Consuma a diario de una a tres cucharaditas o de tres a nueve cápsulas diarias de aceite de hígado de bacalao, rico en omega-3.*

- *Tome en la mañana y en la noche una mezcla de fibra de alimentos enteros y alimentos verdes.*

Actúe

Si quiere aprender a incorporar a su régimen diario los principios para complementar su dieta con suplementos basados en alimentos enteros, nutrientes vivos y superalimentos, por favor pase a la página 72 para consultar el plan de batalla de *La receta del Gran Médico para el síndrome de irritabilidad intestinal.*

Llave # 3

Practique una higiene avanzada

Cuando su colon está irritable, no importa si usted está a punto de ser armado caballero por la Reina Isabel, tiene que buscar un retrete para evacuar ese colon sobrecargado.

Recuerdo momentos en los que no podría haber permanecido de rodillas lo suficiente para convertirme en Sir Jordan. Las constantes diarreas, diez, veinte o treinta veces al día ensombrecían todas las demás actividades de mi vida. Sin embargo, sí puedo asegurarle esto: Siempre me lavaba las manos después de cada visita al sanitario, pues eso era lo que mis padres me habían enseñado desde mis días de entrenamiento en el uso del inodoro. Nada resulta más fundamental para la experiencia humana que ir al baño. Y cuando uno acaba, *debe lavarse las manos.* Elemental, querido Watson.

Así que podrá imaginar las emociones que sentí una vez cuando visité el sanitario de hombres del Aeropuerto Internacional Dallas-Fort Worth. Después de usar sus instalaciones, me acerqué a los lavamanos y mientras me restregaba escuché que una puerta se abría detrás de mí. Mirando por el espejo observé que un corpulento señor se subía la cremallera y salía rápidamente del lugar, sin lavarse las manos.

Es una pena que tantas personas descuiden la regla más importante de una buena higiene, pues las manos son una de las cinco áreas principales por donde los gérmenes ingresan al cuerpo humano; las otras cuatro son los ojos, los oídos, la nariz y la boca. Diminutos microbios utilizan las manos y los tejidos blandos debajo de las uñas como trampolín para su asalto al sistema inmunológico del organismo. Una vez que los gérmenes establecen una cabeza de playa en sus dedos, es sólo cuestión de tiempo que usted empiece a frotarse los ojos, rascarse la nariz o las orejas o tocarse la boca. Su sistema inmune estará bajo el asedio de gérmenes que invaden, como los soldados aliados en las playas de Normandía, los portales de su cuerpo.

Si usted sufre de SIC, una de las últimas cosas que debería hacer es permitir la entrada de malvados microbios que puedan hallar la ruta hasta su sensible tracto digestivo. En términos científicos esto se conoce como autoinoculación. Y mi sugerencia es que adopte un sistema de higiene avanzada que se basa en investigaciones del científico australiano Kenneth Seaton, que acuñó la frase: «Los gérmenes no vuelan; viajan de polizontes». El doctor Seaton creía mucho más probable que los gérmenes se propagaban a través del contacto de una mano a otra que mediante la exposición a un aire contaminado. Para demostrar su hipótesis realizó una investigación en la que diez personas sanas permanecerían en una habitación con otras diez infectadas con un virus activo. Los veinte pasarían ocho horas juntos, con la única condición de que no tuvieran contacto físico. Al finalizar el día, se sometió a exámenes a los diez que empezaron la jornada saludables. Sólo dos se habían infectado. El doctor Seaton repitió su estudio con la misma proporción de personas sanas y enfermas, pero esta vez se les permitió el contacto físico. Usted puede deducir qué sucedió al cabo de ocho horas: al exponerse al contacto directo las diez personas sanas se habían infectado.

Creo que es posible afirmar que los gérmenes sólo vuelan un veinte por ciento del tiempo, pero piden aventón el ciento por ciento. Usted puede y debe tomar medidas para protegerse, y debe empezar por lavarse adecuadamente las manos, especialmente después de ir al baño. Como estoy consciente de que el noventa por ciento de los gérmenes se domicilian alrededor de las uñas en mis manos, yo utilizo un jabón cremoso y semilíquido, rico en aceites esenciales. Cada mañana al levantarme y cada noche antes de acostarme meto ambas manos en un aguamanil lleno de esta solución jabonosa y hundo las manos en la crema. Luego froto esa crema jabonosa especial en las yemas de mis dedos, las cutículas y las uñas por quince a treinta segundos. Terminado esto, me lavo bien las manos durante quince segundos, antes de enjuagármelas con agua corriente. Una vez que mis manos están bien limpias, tomo otro poco de jabón y me lavo la cara. Lavarme las manos de esta manera se ha convertido en un hábito cotidiano para mí, pero no me detengo ahí, pues también sé que mi cara es un punto de entrada vulnerable a los gérmenes. Para combatir eso he adoptado un procedimiento al que llamo «inmersión facial»: lleno mi aguamanil o un tazón grande y limpio con agua tibia, no caliente. Le añado una o dos cucharadas de sal común de mesa y dos goteros de una solución facial a base de minerales. Luego me inclino y sumerjo mi cara en esa mezcla limpiadora, abriendo varias veces los ojos para permitir que también se limpien las membranas oculares.

Después de una pausa para respirar vuelvo a meter la cara con los ojos cerrados y la boca fuera del agua, haciendo burbujas a través de la nariz. A esto le llamo «bucear con máscara en una palangana».

Mis dos últimos pasos de higiene avanzada consisten en aplicarme gotas muy diluidas de peróxido de hidrógeno y minerales en los oídos durante treinta a sesenta segundos, para limpiar el canal auditivo; y cepillarme los dientes con una solución dental a base de aceites esenciales, a fin de eliminar de mi boca , dientes y encías, los microbios nocivos. (Para más información sobre mis productos favoritos para una higiene avanzada, visite www.BiblicalHealthInstitute.com y haga clic sobre la guía de recursos GPRx Resource Guide.)

LA RECETA DEL GRAN MÉDICO PARA EL SÍNDROME DE IRRITABILIDAD INTESTINAL: PRACTIQUE UNA HIGIENE AVANZADA

- *Meta regularmente los dedos en una solución de jabón semilíquido con aceites esenciales, prestando especial atención a eliminar los gérmenes acumulados bajo sus uñas.*

- *Limpie a diario sus fosas nasales y las membranas mucosas de los ojos, mediante una inmersión facial.*

- *Limpie sus canales auditivos al menos dos veces a la semana.*

- *Utilice a diario una solución dental basada en aceites esenciales para eliminar los gérmenes de sus dientes, encías y boca.*

Actúe

Si quiere aprender a incorporar a su régimen diario los principios para practicar una higiene avanzada, por favor pase a la página 72 para consultar el plan de batalla de *La receta del Gran Médico para el síndrome de irritabilidad intestinal.*

LLAVE # 4

*Acondicione su cuerpo con ejercicios
y terapias corporales*

N adie sabe mejor que usted que el estrés agrava los síntomas de un colon irritable.

Aparte de vender todas sus propiedades y mudarse a una isla desierta en el Pacífico Sur, ¿cuál es el mejor remedio para el estrés que tiene al alcance de sus manos?

La respuesta es... el ejercicio. Ese viejo amigo que pone a galopar su corazón. Ya sé lo que está pensando: *¿Cómo espera usted que yo salga a correr si me la paso corriendo hasta el inodoro? ¿Cómo podría yo pensar en hacer ejercicios si me veo obligado a cada rato a caminar tieso como un pingüino?*

Como conozco su mal de primera mano, tengo que concederle que hay momentos en los que un programa de ejercicios se nos hace tan improbable como que Madonna ingrese en un convento. Cuando los síntomas del SIC aparecen, resulta sin duda más fácil vegetar sobre el sofá que dirigirse al gimnasio. Pero más tarde o más temprano, si se siente bien, debe poner el esqueleto en movimiento. Aquí le presento una breve lista de las cosas que puede hacer el ejercicio por quienes sufren de SIC: (1) Reducir la sensación de estrés; (2) Mejorar su estado de ánimo mediante la liberación en el organismo de las hormonas llamadas endorfinas; (3) Poner a trabajar los músculos abdominales, lo que puede ayudar a los intestinos a regresar a un patrón de contracciones normales; y (4) Movilizar el contenido de su tracto gastrointestinal si está estreñido.

¿Qué tipo de ejercicio es mejor para usted? He sido entrenador personal de forma física y tengo experiencia en ese campo, así que déjeme hacerle una recomendación. A menos que sea joven y atlético, y esté acostumbrado a forzar su cuerpo hasta sus límites, le sugeriría adoptar un programa de entrenamiento llamado *forma física funcional*, una serie de ejercicios suaves que hacen trabajar su sensible región abdominal, elevan su ritmo cardiaco, fortalecen los músculos vitales del cuerpo y levantan su ánimo, en una época en que la vida no se ve exactamente color de rosa.

Usted puede practicar la forma física funcional en la intimidad de su hogar, lo cual despeja cualquier preocupación sobre tener un «accidente» en el gimnasio. La idea básica de este programa de ejercicios no es entrenar los músculos, sino entrenarse haciendo movimientos mediante la realización de actividades de la vida real, en situaciones de la vida real.

La forma física funcional puede practicarse sin equipo deportivo o utilizando pesas de mano, minitrampolines y balones de estabilidad. Si cree que está en condiciones de ejercitarse fuera de casa, puede buscar la lista de los gimnasios del país que ofrecen clases de forma física funcional, entre ellos LA Fitness, Bally Total Fitness, y los locales de la Asociación de Jóvenes Cristianos, la YMCA. (Para más información sobre este tipo de ejercicios visite www.GreatPhysiciansRx.com.)

La forma física funcional es una de las muchas «terapias corporales» beneficiosas para los pacientes de SIC. Pero existen otras maneras de liberar en su torrente sanguíneo las endorfinas que mejorarán su estado de ánimo:

Caminar

He aquí otro ejercicio moderado que parece hecho a la medida para quienes padecen de SIC. Caminar les hace especialmente bien a quienes no han hecho ejercicios durante años. Esta ruta de impacto suave a la forma física reclama un esfuerzo ligero de las caderas y el resto del cuerpo, y cuando se aumenta el ritmo, hace trabajar más al corazón y quema más energía.

Si sus síntomas de colon irritable son tan severos que sólo puede alejarse unos pasos del sanitario más cercano, haría bien en instalar en su casa un caminador fijo. De esa manera, si mientras se ejercita se desata una tempestad en su tracto intestinal, es sólo cuestión de bajarse del caminador, sin tener que dar explicaciones a compañeros de caminata. Un caminador en casa resulta también conveniente en zonas de clima frío o en un área donde no sea seguro salir a caminar después de la puesta del sol.

Minitrampolines

Estas camas elásticas le ayudarán a «rebotar» de su SIC. Saltar en una de ellas le obliga a utilizar sus músculos abdominales, y con tal de que no esté en medio de una crisis de diarreas, su estómago le agradecerá que ponga la sangre a circular. Los rebotadores son magníficos para hacer ejercicios de impacto moderado, y queman más calorías que el *jogging*.

Respiración profunda

Practicar la respiración profunda nos permite calmarnos mientras respiramos desde el diafragma, el músculo que separa el pecho del abdomen. Le recomiendo sentarse y concentrarse en llenar por completo sus pulmones. Cuente hasta cinco al aspirar; luego retenga el aliento por unos segundos antes de exhalar por la boca, a lo largo de varios segundos más. La respiración profunda relaja sus músculos abdominales, lo cual puede conducir a una actividad intestinal más normal.

Ayúdese con una banqueta

Cuando uno sufre de SIC y le aquejan diarreas o un terco estreñimiento, pasa mucho tiempo en la cámara del trono. Pero sentarse en un inodoro al estilo occidental no parece ser la mejor manera de aligerar el colon. Durante siglos el hombre ha cavado un agujero en la tierra a modo de letrina, o ha buscado un lugar discreto detrás de un árbol para agacharse a dar del cuerpo. Todavía lo hacen así cientos de millones de personas en todo el mundo. Dios diseñó nuestro cuerpo para agacharnos; al final del recto se encuentra el ángulo anorectal, una curvatura de noventa grados diseñada para prevenir la incontinencia. Cuando uno se agacha, ese ángulo se endereza, lo cual permite una más eficiente evacuación en línea recta.

Inclinarse sobre la cintura al sentarse sobre el inodoro dificulta las cosas para el colon, y eso es lo que hace que muchas personas tengan dispersos por la casa varios tubos de ungüento contra las hemorroides. Si observa que tiene que pujar demasiado, considere adquirir una «banqueta de eliminación». Esta se coloca frente al inodoro. Al sentarse, apoye los pies sobre la banqueta de unos treinta centímetros de altura, lo cual emplazará su cuerpo en una posición agachada más anatómicamente correcta.

Tengo en mi casa una banqueta de eliminación, y muchas razones para recomendársela.

Duerma lo suficiente

¿Cómo duerme usted?

¿Muy poco? Lo suponía.

Un estudio realizado por investigadores de la Clínica Mayo encontró que las personas que padecen disturbios del sueño tienen más probabilidades de sufrir de SIC.[1] Esto no debe sorprender, puesto que los pacientes de SIC se quejan a menudo de que duermen mal. Es muy intranquilizante acostarse en el silencio de la noche para experimentar una indigestión, estrés abdominal o frecuentes viajes al baño.

Con el sueño de los que tienen el colon irritable pasa lo que con la pregunta de si fue primero el huevo o la gallina: ¿Causan los problemas digestivos el insomnio, o es este el que provoca problemas gastrointestinales? Los científicos de la Clínica Mayo no lo saben a ciencia cierta, pero coinciden conmigo en que si usted puede mejorar la calidad de su sueño, sus síntomas de irritabilidad del colon serán menos... irritantes.

¿Cómo dormir mejor? Muy fácil: váyase a la cama más temprano. Cuando me retiro a dormir tarde, digamos, a eso de las dos de la madrugada, no me siento bien por un par de días. Pero cuando me voy a mi alcoba antes de medianoche, tengo al día siguiente mejor rendimiento. Le insto a acostarse más temprano, aún si sólo fuera treinta minutos antes de su hora acostumbrada. Y si eso significa perderse el noticiero, siempre puede ponerse al día leyendo el periódico a la mañana siguiente.

¿Cuántas horas está durmiendo usted cada noche? El número mágico, según los expertos, es ocho horas. Porque cuando a uno se le permite dormir cuanto quiera en un ambiente controlado (como un laboratorio de investigaciones del sueño) tiende a dormir naturalmente ocho horas en un período de veinticuatro.

Además de suficiente sueño, el cuerpo necesita un descanso cada siete días para recargar las baterías. Esto se logra tomándose un receso en la «carrera de ratas» el sábado o el domingo. Dios creó los cielos y la tierra en seis días y descansó el séptimo, dándonos un ejemplo y un recordatorio de que necesitamos recesar de nuestras labores. De lo contrario, seremos candidatos seguros a fundirnos.

DEJE QUE EL SOL BRILLE

Puede que usted no vea una correlación entre solearse y mejorar su digestión. Déjeme explicarle. Cuando su rostro o sus piernas y brazos se exponen a la luz del sol, su piel sintetiza vitamina D a partir de los rayos ultravioletas de la luz solar. El organismo necesita la vitamina D, que no es en realidad una vitamina, sino una hormona clave que ayuda a regular la salud de más de treinta tejidos y órganos diferentes, entre ellos el tracto digestivo. Le recomiendo exponerse al astro rey al menos quince minutos diarios, a fin de incrementar los niveles de vitamina D en su cuerpo.

Pero si de veras necesita sentirse consentido, intente entonces la hidroterapia. Tomar un sauna o un baño de vapor son formas beneficiosas de hidroterapia, pero si está buscando un enfoque alternativo, considere la hidroterapia del colon para limpiar el intestino grueso y vitalizar la circulación. Un terapeuta le introducirá lentamente en el colon agua filtrada a la temperatura adecuada, lo que liberará las toxinas y hará desprenderse las incrustaciones acumuladas. Existen también otras formas de hidroterapia —baños, duchas, lavados o envolturas— que utilizan agua fría y caliente. *Por ejemplo, al levantarme en la*

*mañana me doy una ducha caliente, pero luego abro la llave del
agua fría y la dejo correr sobre mí cerca de un minuto. Esto me vigo-
riza. El agua fría estimula el cuerpo y el aprovechamiento del oxígeno por las células, en tanto que el agua caliente dilata los vasos
sanguíneos, mejorando la circulación y favoreciendo el transporte de
más oxígeno al cerebro. Cuando sufría de fuertes cólicos abdominales, me dejaba caer simplemente un chorro de agua caliente y luego
uno de agua fría sobre el área del abdomen. Después de este hidro-
masaje siempre me sentía mejor.*

Por último, dése gusto con la aromaterapia y la terapia musical. En la aromaterapia, se introducen en la piel y los poros aceites esenciales de plantas, flores y especias, bien frotándolos o
inhalando sus aromas. Durante un ataque de SIC puede que
ayude aplicarse aceites esenciales directamente sobre el abdomen. El uso de estos aceites no disipará milagrosamente su síndrome de irritabilidad del colon, pero mejorará su estado
emocional. Pruebe a frotarse unas gotas de aceites de arrayán,
cilantro o incienso en las palmas de sus manos, luego ahuéque-
las frente a la boca y la nariz e inhale. Una aspiración profunda
vigorizará su espíritu.

Y lo mismo se logra escuchando una música suave, relajante
y curativa. Sé lo que me gusta escuchar como terapia musical:
música cristiana contemporánea de alabanza y adoración. Puede
que usted tenga otros gustos, pero comprobará que una música
capaz de mejorar su estado de ánimo puede también sanar su
cuerpo, su alma y su espíritu.

R_X **LA RECETA DEL GRAN MÉDICO PARA EL SÍNDROME DE IRRITABILIDAD INTESTINAL: ACONDICIONE SU CUERPO CON EJERCICIOS Y TERAPIAS CORPORALES**

- Hágase el compromiso de hacer ejercicios tres veces a la semana o más.

- Incorpore a su rutina cotidiana entre cinco y quince minutos del método de forma física funcional.

- Dé una breve caminata y compruebe al final del día que se sentirá mucho mejor.

- Haga un esfuerzo consciente para practicar ejercicios de respiración profunda una vez al día. Llene sus pulmones y retenga el aire durante varios segundos, antes de exhalar lentamente.

- Váyase a la cama más temprano, prestando especial atención a cuántas horas duerme antes de medianoche. Esfuércese por dormir cada noche ocho horas. Recuerde que el sueño es, aparte de los nutrientes, lo más importante que puede incorporar a su régimen de salud.

- Finalice su próxima ducha cambiando la temperatura del agua a fresca (o fría) y permaneciendo bajo el chorro durante un minuto.

• *El próximo sábado o el domingo, tómese el día de descanso, dedique el día al Señor y haga algo entretenido y relajante que no haya hecho en mucho tiempo.*

• *Procure en su día de descanso no trabajar, hacer compras ni diligencias. Confíe en que Dios hará más con sus seis días que usted con siete.*

• *En su próximo receso laboral, salga y siéntese afuera mirando al sol. Báñese con sus rayos durante diez o quince minutos.*

• *Incorpore a su vida diaria aceites esenciales aromáticos.*

• *Escuche música de adoración en su hogar, su automóvil o su iPod. Es hora de concentrarse en el plan de Dios para su vida.*

Actúe

Si quiere aprender a incorporar a su régimen diario los principios para acondicionar su cuerpo con ejercicios y terapias corporales, por favor pase a la página 72 para consultar el plan de batalla de *La receta del Gran Médico para el síndrome de irritabilidad intestinal.*

LLAVE # 5

Reduzca las toxinas en su ambiente

Aunque la comunidad médica no ha podido identificar las causas exactas del síndrome de irritabilidad intestinal, las toxinas ambientales y bacterianas que se encuentran en su tracto digestivo figuran entre los principales sospechosos.

Elaine Gottschall, autor a de *Breaking the Vicious Cycle*, escribió: «Aunque todavía son insuficientes las evidencias para vincular con microbios específicos a cada uno de los trastornos intestinales crónicos, existe un consenso general en cuanto a que los microbios intestinales no son inocentes espectadores».[1]

En el medio ambiente hay unas cuantas toxinas perniciosas esperando una oportunidad para invadir sus intestinos. ¿De qué tipo de toxinas estamos hablando? No sé si le gustará saberlo.

En un estudio realizado por la Escuela de Medicina Monte Sinaí de Nueva York, en colaboración con el Grupo y Mancomunidad de Trabajo para el Medio Ambiente, científicos de dos importantes laboratorios encontraron un promedio de noventa y un compuestos industriales, contaminantes y otras sustancias químicas en la sangre y la orina de nueve voluntarios.[2] Una lista parcial de los contaminantes encontrados en este grupo reveló que muchos presentaban residuos de las siguientes toxinas:

- **Los PCB** o bifenilos policlorados son un grupo de compuestos químicos desarrollados en los años treinta para fabricar pinturas, tintas, pigmentos, fluidos hidráulicos y transformadores eléctricos, entre otras

54

aplicaciones. A pesar de su prohibición mundial a fines de
los años setenta, continúan encontrándose concentraciones
de PCB en los tejidos grasos de animales terrestres y
acuáticos. Por ejemplo, la mayor parte de los salmones
obtenidos por métodos de piscicultura, son criados con
piensos de harina de pescado fabricada con peces que
han absorbido PCB de su entorno.

- **Las dioxinas** son compuestos orgánicos que contienen
  carbono, oxígeno e hidrógeno, y se pueden crear
  naturalmente durante erupciones volcánicas o incendios
  forestales, o en la fabricación de cañería de plástico y
  vinilo. Esta es otra toxina que tiende a acumularse en
  los animales con alto contenido de grasa, como ciertos
  peces y mariscos.

- **Furanos.** Estas sustancias químicas son familiares de las
  dioxinas y PCB, y aunque no son tan tóxicas se les ha
  vinculado con problemas del sistema endocrino.

- **Metales.** Partículas metálicas de mercurio, plomo,
  arsénico, aluminio y cadmio se acumulan en los tejidos
  blandos del cuerpo, lo cual causa un deterioro del cociente
  de inteligencia, retrasos en el desarrollo y trastornos del
  comportamiento. El mercurio se encuentra especialmente
  en el atún enlatado, mientras que ciertas cantidades de
  arsénico pueden estar presentes en el agua del grifo.

- **Asbestos.** Las escuelas y edificios de oficinas
  construidos en los años cincuenta y sesenta utilizaban
  como aislante este material cancerígeno. Muchos
  edificios infestados de asbestos han sido cuidadosamente
  desmantelados, pero persisten los problemas con los que
  no lo han sido, ya que el aislante utilizado en los

cielorrasos y conductos de la calefacción puede
desmoronarse y liberar en el aire partículas de asbesto.

- **Insecticidas organoclorados.** Este es un nombre más
  largo de pesticidas como el DDT y el clordano. El
  DDT fue ampliamente usado para erradicar plagas de
  mosquitos después de la Segunda Guerra Mundial, pero
  luego se descubrió que era la causa de un adelgazamiento
  en la cáscara de los huevos de especies como el águila
  calva, el halcón peregrino y el pelícano pardo, lo cual
  resultaba en huevos deformados o rotos. El DDT está
  mayormente prohibido en los Estados Unidos, pero los
  problemas derivados han persistido durante décadas.

- **Ftalatos.** Estas sustancias químicas ablandan los plásticos
  y extienden el ciclo de vida comercial de los cosméticos,
  lacas y mousses para el cabello y los perfumes. Los
  ftalatos dañan los testículos en formación, así como los
  pulmones, el hígado y los riñones.

- **Compuestos orgánicos volátiles.** Junto con las
  sustancias químicas orgánicas semivolátiles, son
  derivados del petróleo presentes en muchos productos
  domésticos, como los perfumes, lociones para después
  de afeitarse, jabones, champúes, limpiadores para el
  hogar, pulimentos para muebles, ambientadores,
  pegamentos, poliespumas y plásticos.

- **Cloro.** Todo aquel que ha nadado en una piscina
  pública conoce el cloro, un compuesto químico que se
  usa como desinfectante para matar, destruir o controlar
  las algas y bacterias. El cloro también se usa regularmente
  para la purificación de las aguas comunales, y se le
  encuentra igualmente en limpiadores domésticos.

Los nueve voluntarios del estudio de Monte Sinaí no manipulaban en sus trabajos sustancias químicas ni vivían expuestos a la contaminación de chimeneas industriales cuando se les analizó en busca de doscientas diez sustancias tóxicas. De las ciento sesenta y siete sustancias químicas encontradas en su sangre y orina, setenta y seis provocan cáncer en seres humanos y animales; noventa y cuatro son tóxicas para el cerebro y el sistema nervioso; y setenta y nueve ocasionan defectos congénitos o un desarrollo anormal de los niños. Los científicos se refieren a esos residuos químicos como la carga corporal de una persona.

Aunque nuestros cuerpos están diseñados para eliminar toxinas, nuestros sistemas inmunológicos se han sobrecargado hasta tal punto que somos perpetuamente propensos a enfermar. En un abrir y cerrar de ojos nos aqueja algún problema digestivo. Lo que sucede es que nuestros cuerpos pueden absorber y excretar bien las toxinas químicas hidrosolubles, pero las que son solubles en grasa, como las dioxinas, ftalatos y el cloro, se almacenan en nuestros tejidos adiposos, y tardan meses o años en ser eliminadas de nuestros sistemas. Esto puede suponer una carga intolerable para el tracto digestivo.

Es por eso que la receta del Gran Médico para el SIC le insta a comer carnes magras, pues las grasas de la carne actúan como imanes químicos para las toxinas del ambiente. Ciertos tipos de pescados y mariscos, incluyendo el atún enlatado (a menos que sea bajo en mercurio y rico en omega-3), deben ser evitados para reducir la exposición al mercurio. Escoger productos agropecuarios orgánicos reducirá el nivel de pesticidas en su organismo. Debe lavar bien frutas y vegetales al margen de donde haga sus compras, sea en un supermercado, una tienda de productos de salud o un quiosco campesino al borde de la carretera.

Y ya que hablamos de lavar, todas las aguas comunales son tratadas con cloro, el cual puede ser cancerígeno y sin duda es tóxico, debido a su capacidad desinfectante para matar bacterias y algas. ¿Sabía usted que cuando toma una ducha caliente su piel absorbe el equivalente de seis a ocho vasos de agua clorada? Un filtro en la ducha le protegerá de absorber el cloro. Es por eso que le aconsejo instalar filtros para las duchas con unidades de fluxión por degradación quinética (KDF) que eliminan del agua el cloro, los metales pesados y las bacterias. Una alternativa más costosa sería instalar un sistema de filtración de agua en su hogar, lo cual le proporcionaría agua filtrada cada vez que abriera la llave. Sin embargo estos sistemas cuestan varios miles de dólares. Aun si hiciera una inversión más modesta de unos veinte dólares por una jarra de agua con filtro de carbón, asegúrese de beber mucha agua. Esto le dará a su cuerpo capacidad fisiológica para eliminar toxinas de su sistema. Si en su casa se bebe agua embotellada, tenga presente que no todas las aguas en botella han sido creadas iguales. Algunas marcas no son más que agua del grifo purificada, lo que significa que quizás no sean mucho más seguras o saludables que la original. Yo compraría «agua de manantial» como la de las marcas Mountain Valley Spring Water, Arrowhead, Deer Park, o Poland Spring, que se extrae de fuentes subterráneas y se considera por tanto más prístina.

Lo que hay en el aire

Como las toxinas suspendidas en el aire también pueden causar problemas de salud, usted debe tomar medidas para purificar el aire en su espacio vital.

Las viviendas bien aisladas y las puertas y ventanas energética-
mente eficientes de hoy día atrapan el aire «usado», saturado de
partículas dañinas como las de dióxido de carbono, dióxido de
nitrógeno y caspa de animales domésticos. Abrir periódicamente
puertas y ventanas para refrescar el aire de su hogar es algo que
debe hacer varias veces al día, sin importar las temperaturas exte-
riores. Unos minutos de aire fresco pueden obrar maravillas. A
pesar del sofocante calor del verano en la Florida, Nicki y yo aire-
amos periódicamente la casa y dormimos en la alcoba principal
con una ventana abierta de par en par. También hemos hecho instalar cuatro purificadores que limpian el aire de las habitaciones
por medio de cargas eléctricas que capturan las partículas, microbios y mohos aerotransportados. Los purificadores de aire son una
tecnología maravillosa y de precios cada año más accesibles.

En una variedad de populares productos domésticos, como
los limpiadores y cosméticos, se encuentran contaminantes can-
cerígenos. Con relación a los primeros, mientras menos contacto
se tenga con limpiadores para la estufa y el horno, pegamentos,
pinturas y disolventes, mejor. Ciertos limpiadores como el Ajax,
así como muchas marcas de material absorbente para los gatos
contienen el agente cancerígeno cristal de sílice. Sin embargo,
otro popular limpiador, Comet, no lo contiene.

El compendio *The Safe Shopper's Bible* señala que los productos para el hogar han cambiado radicalmente en los últimos cincuenta años, debido a la capacidad de los científicos para
sintetizar nuevas sustancias químicas a partir del petróleo. Se pro-
ducen unos setenta mil compuestos químicos diferentes, y un
alto porcentaje de ellos se acumulan en el cuerpo humano, con-
tribuyendo a aumentar la carga corporal total, e incrementando
en muchas personas las probabilidades de desarrollar cáncer.[3]

La idea que le propongo es regresar a los antiguos hábitos y utilizar ingredientes naturales como el vinagre, jugo de limón, bicarbonato de sodio y otros limpiadores naturales disponibles en el mercado para limpiar su hogar y dejarlo reluciente. Una solución de una taza de vinagre y cinco galones de agua es todo lo que se necesita para limpiar el piso de la cocina, dejar brillando el fregadero y limpios los retretes. *The Safe Shopper's Bible* es un magnífico recurso para hallar alternativas a productos que contienen toxinas, como los limpiadores multipropósito, ambientadores, limpiadores y desinfectantes para el baño, lejías, limpiadores de alfombras y pisos, pulimento para muebles, así como detergentes y suavizantes para lavar.

Además, sustitutos naturales como el jugo de limón sirven para pulir el bronce y el cobre, y si se mezclan con aceite de oliva, como pulimento para los muebles. El bicarbonato de sodio desempeña la sucia tarea de limpiar los inodoros, lavamanos y bañeras tan bien como Mr. Clean.

Permítame dejarle con esta idea sobre las toxinas en su ambiente: Algunos científicos, para defenderse, citan a Paracelso, el famoso alquimista medieval, que dijo hace cientos de años: «Es la dosis lo que hace el veneno». En otras palabras, si la dosis tóxica no es muy alta, el cuerpo puede asimilarla.

No creo estar de acuerdo con eso, pues a través de los años he conocido a muchas personas que me contaron historias horrorosas de su SIC. Para mí no es una coincidencia que la cantidad de toxinas en el ambiente esté aumentando a la par de las filas de los pacientes de SIC. Por eso creo que debemos trabajar activamente para reducir las toxinas en nuestros entornos personales.

R_X LA RECETA DEL GRAN MÉDICO PARA EL SÍNDROME DE IRRITABILIDAD INTESTINAL: REDUZCA LAS TOXINAS EN SU AMBIENTE

- *Consuma alimentos producidos orgánicamente siempre que le sea posible.*

- *Mejore la calidad del aire dentro de su vivienda abriendo las ventanas, cambiando regularmente los filtros de aire, colocando las plantas afuera y adquiriendo un sistema de filtración de aire.*

- *Beba solamente agua purificada.*

- *Dúchese con agua purificada.*

- *Use productos naturales para el cuidado de la piel, del cuerpo, y el cabello, incluyendo los cosméticos.*

- *No caliente sus alimentos en recipientes plásticos.*

Actúe

Si quiere aprender a incorporar a su régimen diario los principios para reducir las toxinas en su ambiente, por favor pase a la página 72 para consultar el plan de batalla de *La receta del Gran Médico para el síndrome de irritabilidad intestinal.*

LLAVE # 6

Evite las emociones mortales

Cuando yo era un alborotador en edad preescolar, mi madre acostumbraba acostarme a dormir la siesta mientras ponía un disco de la popular obra musical *Oliver!*, basada en *Oliver Twist*, el clásico de 1838 de Charles Dickens.

El drama era un conmovedor relato sobre un huérfano que escapa de un orfelinato de Londres y va a parar a una pandilla de ladronzuelos comandada por Fagin, el mago de los carteristas. Cuando las autoridades capturan a Oliver, uno se pregunta si ya el chico tendrá salvación.

Cuando comencé la escuela primaria, creo que había escuchado cientos de veces la banda sonora de *Oliver!* Todavía, muchos años después, puedo recordar la primera canción, entonada por un par de docenas de huérfanos harapientos: *Comida, gloriosa comida... salchichas calientes y mostaza... y cuando nos apetece... mermelada fría y flan...*

Yo tendría unos ocho años cuando mamá se enteró de que el grupo de teatro Village Players de Palm Beach, Florida, estaba buscando a un niño para que interpretara el papel de Oliver Twist. Yo nunca había actuado antes como profesional, pero mamá estaba segura de que daría perfectamente el papel. ¡Qué escena! Nos presentamos a una convocatoria para una audición abierta con otras cincuenta madres que llevaban a sus hijos de la mano. Después de haber escuchado tantas veces el musical, me sabía todos los bocadillos y canciones de memoria, así que cuando me tocó el turno de impresionar al director pude destacarme bastante de los demás. Y por si no bastara, al parecer muchos adultos creían que yo daba el tipo ideal de granuja callejero.

No sé si conoce el dicho «Cuidado con lo que pides». Pues bien, después de ganarme ese papel protagónico en un musical importante en el sur de la Florida, pregúnteme si estaba nervioso. ¡Actuar delante de todo ese público! Durante las ocho presentaciones hubo siempre entre quinientas y ochocientas personas. Todavía no se me han olvidado todas las mariposas que volaban dentro de mi estómago cada vez que la orquesta empezaba su calentamiento, poco antes de levantar el telón.

Aunque no recuerdo haber tenido que correr al retrete antes de una de mis actuaciones en *Oliver!*, parece ser un hecho psicológico que cuando uno está nervioso necesita mover el vientre, pues el esfínter se relaja. Hay un fuerte vínculo entre las emociones y la salud gastrointestinal. «Cuando la respuesta del cuerpo al estrés llega en primera velocidad, provoca un movimiento espontáneo del intestino grueso, lo cual resulta generalmente en diarrea», dice el doctor en medicina Don Colbert en su libro *Emociones que matan* (Grupo Nelson, 2004). «El estrés también puede ocasionar que la motilidad, o movimiento espontáneo, se reduzca en el intestino delgado, lo cual conduce al estreñimiento».

Así que estamos condenados de todos modos por la ansiedad y el nerviosismo, apenas dos de las emociones mortales que nos pueden hacer un nudo en las tripas. Claro que bromeo; pero sí hablo seriamente sobre la influencia que emociones como la ira, la acritud, la aprehensión, la intranquilidad, la ansiedad y la alarma pueden ejercer sobre el tracto intestinal.

¿Y usted? ¿Alberga algún resentimiento en su corazón? ¿Lo alimenta aun después de la tormenta, o planea venganza contra quienes le ofendieron? Si no se libera de emociones como el enojo, la amargura y el resentimiento, estas emociones mortales le producirán tantas toxinas como comerse una docena de rosquillas glaseadas.

La eficiencia de su sistema inmunológico decrece notablemente durante seis horas, y quedarse enojado o amargado con quienes le provocaron altera la química de su organismo, e incluso le induce a bajarse del carro de una alimentación sana. Un viejo proverbio lo resume bien: «Lo que importa no es lo que usted come, sino lo que se lo come a usted».

Es tiempo de poner su pasado en el espejo retrovisor y seguir adelante. Puede que todavía quede alguien a quien necesite perdonar. Aprendí esta lección una vez cuando compartí un desayuno con Bruce Wilkinson, fundador de los ministerios Walk Thru the Bible y autor de *La oración de Jabez*. Mientras coincidíamos en un desayuno de trabajo, el doctor Wilkinson me instó a perdonar a quienes me hubiesen ofendido escribiendo en una hoja de papel los nombres de los ofensores y declarando después: «Te perdono por...» Al principio decliné la invitación, asegurándole al doctor Wilkinson que yo no era de los que albergan resentimientos. Pero él insistió, y volvió a preguntarme: «Jordan, ¿Hay alguien en tu vida a quien necesites perdonar?»

Recordé a un par de médicos que me habían dicho que mi enfermedad era culpa mía. Y también a varios familiares y amigos que habían prometido acompañarme cuando me enfermé, pero de quienes nunca volví a tener noticia. Bruce Wilkinson tenía razón: me quedaban más personas por perdonar de lo que yo creía. Así que incliné la cabeza y le pedí a Dios que me ayudara a perdonarles tal como Él me perdona a mí por mis pecados. Oré con un corazón contrito, rogando su misericordia y su perdón.

Recuerde, por favor, que no importa cuán gravemente puedan haberle ofendido en el pasado: todavía es posible perdonar. «Porque si perdonáis a los hombres sus ofensas, os perdonará también a vosotros vuestro Padre celestial», dice Jesús en Mateo 6: «Mas si no perdonáis a los hombres sus ofensas, tampoco vuestro Padre os perdonará vuestras ofensas» (vv. 14–15).

Si se siente enojado, herido o molesto con aquellos que no se portaron bien con usted, perdónelos, y una vez perdonados, olvide sus ofensas.

LA RECETA DEL GRAN MÉDICO PARA EL SÍNDROME DE IRRITABILIDAD INTESTINAL: EVITE LAS EMOCIONES MORTALES

- *No coma cuando se sienta triste, asustado o enojado.*

- *Cuando enfrente circunstancias que le provoquen preocupación o ansiedad, confíe en Dios.*

- *Practique el perdón cada día y perdone a aquellos que le han ofendido.*

Actúe

Si quiere aprender a incorporar a su régimen diario los principios para evitar las emociones letales, por favor pase a la página 72 para consultar el plan de batalla de *La receta del Gran Médico para el síndrome de irritabilidad intestinal.*

LLAVE # 7

Viva una vida de oración y con propósito

Si usted o uno de sus seres queridos se enfrenta a la aflicción del SIC, imagino que ha sentido la necesidad de arrodillarse y orar. Hay algo en esta dolencia —que no puede ser prevenida ni tiene cura médica conocida— que nos lleva a rogar por su sanidad a Aquel que nos creó. En algunos momentos durante mi larga batalla contra la enfermedad de Crohn, mi dependencia de Dios y de la oración para qué Él me sanara era lo único que me mantenía vivo. Creo que fue el Señor quien me curó de lo que un médico describió como uno de los peores casos del mal de Crohn que hubiese visto. También creo que Dios continúa sanando a las personas, y que escucha todas y cada una de las oraciones que le dirigimos.

La oración es el fundamento de una vida saludable, pues encauza hacia Dios su cuerpo, mente y espíritu. La hora de oración es una comunicación de doble vía con nuestro Creador, el Dios del universo. Hay poder en la oración.

«La oración de fe salvará al enfermo», dice Santiago 5.15.

Inicie una célula

Es difícil enfrentarse sólo al síndrome de irritabilidad intestinal. Si usted tiene amigos o familiares que estén lidiando con síntomas similares, pídales que le acompañen para seguir juntos el programa de siete semanas de bienestar de *La receta del Gran Médico*.

Para informarse de cómo puede sumarse a un grupo exis-
tente en su área o dirigir una célula en su iglesia, visite
por favor www.GreatPhysiciansRx.com.

La oración es la forma que tenemos para hablar con Dios.
No existe mayor fuente de poder que hablar con Aquel que nos
creó. La oración no es una formalidad. No tiene que ver con una
religión. Es una relación, una línea de comunicación perma-
nente con el cielo. Podemos hablar con Dios en cualquier
momento, en cualquier lugar, por cualquier razón. Él está siempre ahí para escucharnos y se toma a pecho velar por lo que más
nos conviene, porque somos sus hijos.

Hubo algo en lo relacionado con enfrentar mi propia mor-
talidad que me hizo ver la oración como algo muy real.
Cuando mi salud se descontroló y empezó a hundirse en caída
libre, no me quedó mucho más de donde asirme que el Señor.
En mis horas más negras hablaba con Él constantemente. A
veces me parecía escuchar la voz de Dios respondiéndome,
mientras que en otras ocasiones Él me dirigía a las Escrituras
que parecían particularmente relevantes para mi situación.
Dios me estaba enseñando a escucharle. Dijo Jesús: «Mis ovejas oyen mi voz» (Juan 10.27). Yo me cuento en su rebaño. Otra
parte de las Escrituras parecía particularmente ajustada a mi
situación: «Bienaventurado el hombre que me escucha velando
a mis puertas cada día, aguardando a los postes de mis puertas,
porque el que me halle, hallará la vida y alcanzará el favor de
Jehová (Proverbios 8.34-35). A veces, cuando estaba orando, el
Señor ponía en mi corazón cosas en las que ni siquiera había
pensado antes de empezar. En ocasiones Él no respondía mis

oraciones en la forma que yo esperaba que lo hiciera, pero renovaba mi corazón para alinearlo con el suyo.

La oración es la herramienta más poderosa que poseemos para vivir una vida sana y con propósito. Ella conecta a toda nuestra persona —cuerpo, mente y espíritu— con Dios. A través de la oración Dios nos libera de nuestras culpas, vergüenzas, amargura y enojo, proporcionándonos un comienzo fresco. Podemos comer alimentos enteros orgánicos, complementar nuestra dieta con suplementos nutricionales, practicar una higiene avanzada, reducir toxinas y hacer ejercicios, pero si el espíritu no está donde debe estar en relación con Dios, entonces nunca seremos completamente sanos. Conversar con nuestro Creador a través de la oración es el fundamento de una salud óptima y nos hace plenos. Después de todo, Su amor y Su gracia son el mejor alimento para nuestra mente, cuerpo y espíritu.

La séptima llave para liberar su potencial de salud es vivir una vida de oración y con propósito. La oración confirmará su propósito y le dará la perseverancia para cumplirlo. Selle cuanto haga con el poder de la oración y verá su vida crecer más de lo que nunca pensó posible.

ENCUENTRE SU PROPÓSITO

«Vivir una vida con propósito» es una frase que encontramos por doquier en nuestros días, debido a cierto libro que probablemente usted ha leído, o escuchó hablar de él: *Una vida con propósito*, de Rick Warren, pastor de Saddleback Church en Lake Forest, California.

Cuando Dios me guió a través de dos años de una horrible enfermedad, antes de restaurar mi salud, salí de aquella experiencia sabiendo cuál sería mi propósito en la vida: divulgar el mensaje de salud y esperanza de Dios para que otras personas no tuvieran que pasar por lo que yo pasé. Todo lo demás que hago hoy no es más que el merengue de la torta; hecho, por supuesto, con miel de abejas pura. Me impaciento por levantarme en la mañana, esperando tener el privilegio de comunicar los principios de salud capaces de cambiar ese día la vida de una persona, un millar o hasta millones a través de la televisión. Si usted se dijera a sí mismo: *No estoy seguro de tener un propósito en la vida,* estaría equivocado. Mientras haya aliento en sus pulmones, usted tiene un propósito, que está incrustado en su ser. Si no lo ha encontrado aún, busque en su corazón. ¿Qué le hace sentirse vivo? ¿Qué le apasiona? ¿Las alegrías con su familia? ¿Las artes? ¿Enseñar a otros? Su propósito espera ser descubierto. Identifique sus pasiones y lo descubrirá. Tenga presente que Dios nos da diferentes deseos, sueños y talentos por una razón, puesto que todos somos parte de un mismo cuerpo. Tener un propósito le dará algo por lo cual vivir.

No permita que el síndrome de irritabilidad intestinal le deprima. Muchas personas no pueden decir esto, pero yo sí: Sé por lo que está pasando. Pero usted puede rebotar. Puede vencer con la ayuda de Dios esta aflicción. Y si le estoy animando es porque sé qué sí puede hacerlo. Le estoy urgiendo a que empiece a aplicar la receta del Gran Médico. Hoy. Todavía no he conocido a nadie que lamentara sentirse bien y más saludable. Usted no será el primero.

LA RECETA DEL GRAN MÉDICO PARA EL SÍNDROME DE IRRITABILIDAD INTESTINAL: VIVA UNA VIDA DE ORACIÓN Y CON PROPÓSITO.

- *Ore constantemente.*

- *Confiese las promesas de Dios al levantarse y antes de retirarse a dormir.*

- *Encuentre el propósito de Dios para su vida, y vívalo.*

- *Sea un agente de cambio en su vida adoptando en ella las siete llaves.*

Actúe

Si quiere aprender a incorporar a su régimen diario los principios para vivir una vida de oración y con propósito, por favor, pase a la página 72 para consultar el plan de batalla de *La receta del Gran Médico para el síndrome de irritabilidad intestinal*

Plan de batalla de La receta del Gran Médico para el síndrome de irritabilidad intestinal

Día 1

Al levantarse y durante el día

Oración: Dé gracias a Dios porque este es el día que el Señor ha hecho. Regocíjese y gócese en Él. Déle gracias por el aliento en sus pulmones y la vida de su cuerpo. Pida al Señor que sane su organismo y utilice su experiencia en beneficio de las vidas de otros. Lea en voz alta Mateo 6.9-13.

Propósito: Pida al Señor una oportunidad para añadir significado hoy a la vida de alguien. Esté alerta esperando esa oportunidad. Pida a Dios que le utilice en este día para Su propósito.

Higiene avanzada: Para las manos y las uñas, meta los dedos en jabón semilíquido cuatro o cinco veces, y lávese las manos con el jabón durante quince segundos, frotándolo sobre las cutículas y enjuagándose con el agua lo más caliente que pueda soportar. Eche otro poco de jabón semilíquido en las manos para lavarse la cara. Luego, llene el aguamanil o lavamanos con agua tan caliente como pueda, y agregue entre una y tres cucharadas de sal de mesa, y entre uno y tres goteros llenos de una solución mineral a base de yodo. Sumerja la cara en el agua y abra los ojos, parpadeando repetidamente bajo el agua. Mantenga los ojos abiertos bajo el agua durante tres segundos. Después de limpiar sus ojos, vuelva a meter la cara en el agua con la boca cerrada, haciendo burbujas a través de la nariz. Saque la cara del agua y sóplese la nariz con una servilleta sanitaria. Para limpiarse las orejas, utilice agua oxigenada y gotas para los oídos con base mineral. Ponga dos o tres gotas en cada oído y manténgalas ahí por un minuto. Luego sacuda la cabeza para que el líquido salga. Para los dientes aplique en el cepillo dos o tres gotas de dentífrico líquido basado en aceites esenciales. Puede usar esto para cepillarse o añadirlo a su crema dental. Después de los dientes, cepíllese la lengua durante quince segundos. (Visite www.BiblicalHealthInstitute.com y haga clic sobre la guía de recursos GPRx Resource Guide para ver los productos de higiene avanzada recomendados.)

Reducir toxinas: Abra hoy las ventanas durante una hora. Utilice jabón natural y productos naturales para el cuidado de la piel y del cuerpo (gel para la ducha, cremas, etc.). Use también productos naturales para el cuidado del cutis, de la dentadura y el cabello (champúes, acondicionadores, gels, mousses y lacas). (Visite www.BiblicalHealthInstitute.com y haga clic sobre la guía de recursos GPRx Resource Guide para ver los productos recomendados.)

Suplementos: Tome una porción de mezcla pulverizada de fibras y superalimentos verdes, o cinco cápsulas de superfórmula verde. Ayúdese a tragar con un vaso de doce a dieciséis onzas de agua. (Para ver los productos recomendados visite www.BiblicalHealthInstitute.com y haga clic sobre la guía de recursos GPRx Resource Guide.)

Terapia corporal: Expóngase veinte minutos a la luz directa del sol en algún momento del día, pero guárdese de exponerse demasiado entre las diez de la mañana y las dos de la tarde.

Ejercicio: Realice ejercicios del método de forma física funcional durante cinco a quince minutos, o pase igual tiempo sobre un minitrampolín. Finalice con cinco a diez minutos de ejercicios de respiración profunda. (Podrá encontrar las rondas —de la primera a la tercera— de estos ejercicios en www.GreatPhysiciansRx.com.)

Salud emotiva: Cada vez que se enfrente a una circunstancia adversa, como un problema de salud, repita lo siguiente: «Señor, yo

confío en ti, a ti te entrego el cuidado de mi persona, y creo que cui-
darás de [insertar la presente situación] y llenarás de fuerza y de salud
mi cuerpo». Confiese lo anterior a lo largo del día cada vez que venga
a su mente su problema de salud.

Desayuno

Prepárese en la licuadora un batido con los siguientes ingredientes:
Una taza de yogur natural o kéfir (es mejor el de leche de cabra).
Una cucharada de aceite de linaza orgánico.
Una cucharada de miel de abejas orgánica.
Una taza de frutas orgánicas (bayas, banana, durazno, piña, etc.).
Dos cucharadas de polvo proteínico a base de leche de cabra.
(Visite www.BiblicalHealthInstitute.com y haga clic sobre la guía de
recursos GPRx Resource Guide para ver los productos recomendados.)
Una pizca de extracto de vainilla (opcional).

Suplementos: Tome una cápsula que mezcle probióticos y enzimas
con microorganismos basados en los suelos y dos cápsulas de multivitaminas basadas en alimentos enteros. (Para ver los productos recomendados, visite www.BiblicalHealthInstitute.com y haga clic en la
guía de recursos GPRx Resource Guide.)

Almuerzo

Antes de almorzar, beba ocho onzas de agua.
Mientras almuerza, beba ocho onzas de agua o té caliente con miel
de abejas.
Prepare una gran ensalada con vegetales de hojas verdes, aguacate,
zanahorias, pepinos, apio, tomates, col morada, pimientos rojos, cebolla morada y brotes tiernos, junto con tres huevos hervidos ricos en
omega-3. (Advertencia: Si está sufriendo frecuentes diarreas comer
demasiada ensalada puede ser irritante para su condición; asegúrese de
masticar bien y elimine la col, los pimientos y las cebollas.)

Aliño: Utilice aceite de oliva extravirgen, vinagre de sidra de manzana o jugo de limón, sal Celtic Sea, plantas medicinales y especias, o mezcle una cucharada de aceite de oliva extravirgen con otra de algún aliño adquirido en tiendas de productos de salud.

Una manzana con su cáscara.

Suplementos: Tome una cápsula que mezcle probióticos y enzimas con microorganismos basados en los suelos y dos cápsulas de multivitaminas basadas en alimentos enteros

Cena

Antes de cenar beba ocho onzas de agua.

Mientras cena, beba té caliente con miel de abejas.

(Visite: www.BiblicalHealthInstitute.com y haga clic en la guía de recursos GPRx Resource Guide, para ver las marcas recomendadas.)

Salmón pescado en su medio preparado al horno, cocido en agua o a la parrilla.

Brócoli al vapor.

Prepare una gran ensalada con vegetales de hojas verdes, aguacate, zanahorias, pepinos, apio, tomates, col morada, pimientos rojos, cebolla morada y brotes tiernos. (Advertencia: Si está sufriendo frecuentes diarreas comer demasiada ensalada puede ser irritante para su condición; asegúrese de masticar bien y elimine la col, los pimientos y las cebollas.)

Aliño: Utilice aceite de oliva extravirgen, vinagre de sidra de manzana o jugo de limón, sal Celtic Sea, plantas medicinales y especias, o mezcle una cucharada de aceite de oliva extravirgen con otra de algún aliño adquirido en tiendas de productos de salud.

Suplementos: Tome una cápsula que mezcle probióticos y enzimas con microorganismos basados en los suelos, dos cápsulas de multivitaminas basadas en alimentos enteros y de una a tres cucharaditas o de tres a nueve cápsulas de complejo de aceite de hígado de bacalao rico en omega-3. (Para ver los productos recomendados visite www.BiblicalHealthInstitute.com y haga clic en la guía de recursos GPRx Resource Guide.)

Refrigerios

Tajadas de manzana con mantequilla de almendras crudas.

Una barra nutritiva antioxidante basada en alimentos enteros con betaglucanos de fibra soluble de avena. (Para ver los productos recomendados visite www.BiblicalHealthInstitute.com y haga clic en la guía de recursos GPRx Resource Guide.)

Beba de ocho a doce onzas de agua o té caliente o frío recién hecho con miel de abejas.

Antes de irse a la cama

Ejercicios: Salga a caminar o participe en una actividad recreativa o deporte favorito.

Suplementos: Tome una porción de mezcla pulverizada de fibras y superalimentos verdes, o cinco cápsulas de superfórmula verde. Ayúdese con un vaso de doce a dieciséis onzas de agua.

Terapia corporal: Tome un baño tibio durante quince minutos añadiéndole ocho gotas de aceites esenciales bíblicos.

Higiene avanzada: Repita las instrucciones de higiene avanzada para la mañana del Día 1.

Salud emotiva: Pida al Señor que le recuerde a alguien a quien deba perdonar. Tome una hoja de papel y escriba en la parte superior el nombre de esa persona. Trate de recordar cada acto específico suyo que le haya herido. Escriba lo siguiente: «Perdono a [insertar el nombre de la persona] por [insertar lo que hizo contra usted]». Una vez que haya llenado la hoja, rómpala o quémela, y pida a Dios que le dé la fuerza para perdonar de corazón al ofensor.

Propósito: Hágase estas preguntas: «¿He vivido hoy una vida con propósito?» «¿Qué he hecho hoy para enriquecer la vida de mi prójimo?» Comprométase a vivir mañana un día con propósito.

Oración: Dé gracias a Dios por este día, pidiéndole le brinde un descanso nocturno reparador y un comienzo fresco en el nuevo día. Déle gracias por la fidelidad de su amor incesante y su misericordia renovada cada mañana. Lea en voz alta Romanos 8.35, 37-39.

Hora de dormir: Acuéstese a las diez y media de la noche.

Día 2

Al levantarse y durante el día

Oración: Dé gracias a Dios porque este es el día que el Señor ha hecho. Regocíjese y gócese en Él. Déle gracias por el aliento en sus pulmones y la vida de su cuerpo. Pida al Señor que sane su organismo y utilice su experiencia en beneficio de las vidas de otros. Lea en voz alta el Salmo 91.

Propósito: Pida al Señor una oportunidad para añadir significado hoy a la vida de alguien. Esté alerta esperando esa oportunidad. Pida a Dios que le utilice en este día para Su propósito.

Higiene avanzada: Siga las recomendaciones de higiene avanzada para la mañana del Día 1.

Reducir toxinas: Siga las recomendaciones para reducir toxinas de la mañana del Día 1.

Suplementos: Tome una porción de mezcla pulverizada de fibras y superalimentos verdes, o cinco cápsulas de superfórmula verde. Ayúdese a tragar con un vaso de doce a dieciséis onzas de agua o jugo de vegetales crudo.

Terapia corporal: Dése una ducha caliente y fría. Después de una ducha normal, alterne sesenta segundos de agua tan caliente como pueda resistir, seguidos por sesenta segundos de agua tan fría como la pueda soportar. Repita el ciclo cuatro veces para un total de ocho minutos, finalizando con agua fría.

Ejercicio: Realice ejercicios del método de forma física funcional durante cinco a quince minutos, o pase igual tiempo sobre un mini-trampolín. Finalice con cinco a diez minutos de ejercicios de respiración profunda. (Podrá encontrar las rondas del 1 al 3 de estos ejercicios en www.GreatPhysiciansRx.com.)

Salud emotiva: Repita las instrucciones para salud emotiva del Día 1.

Desayuno

Dos o tres huevos en cualquier estilo, cocinados con una cucharada de aceite de coco extravirgen. (Para ver las marcas recomendadas visite www.BiblicalHealthInstitute.com y haga clic sobre la guía GPRx Resource Guide.)

Cebollas, champiñones y pimientos salteados.

Una rebanada de pan de grano integral germinado o sin levadura con mantequilla de almendras y miel de abejas.

Suplementos: Tome una cápsula que mezcle probióticos y enzimas con microorganismos basados en los suelos y dos cápsulas de multivitaminas basadas en alimentos enteros.

Almuerzo

Antes de almorzar, beba ocho onzas de agua.

Mientras almuerza, beba ocho onzas de agua o té caliente con miel de abejas.

Prepare una gran ensalada con vegetales de hojas verdes, aguacate, zanahorias, pepinos, apio, tomates, col morada, pimientos rojos, cebolla morada y brotes tiernos, con dos onzas de atún enlatado con bajo contenido de mercurio y rico en omega-3. (Para ver las marcas recomendadas visite: www.BiblicalHealthInstitute.com y haga clic en la guía de recursos GPRx Resource Guide.) (Advertencia: Si está sufriendo frecuentes diarreas comer demasiada ensalada puede ser irritante para su condición; asegúrese de masticar bien y elimine la col, los pimientos y las cebollas.)

Aliño: Utilice aceite de oliva extravirgen, vinagre de sidra de manzana o jugo de limón, sal Celtic Sea, plantas medicinales y especias, o mezcle una cucharada de aceite de oliva extravirgen con otra de algún aliño adquirido en tiendas de productos de salud.

Uvas orgánicas.

Suplementos: Tome una cápsula que mezcle probióticos y enzimas con microorganismos basados en los suelos y dos cápsulas de multivitaminas basadas en alimentos enteros.

Cena

Antes de cenar beba ocho onzas de agua.

Mientras cena, beba té caliente con miel de abejas. Pollo asado orgánico.

Vegetales cocidos (zanahorias, cebollas, arvejas, etc.).

Prepare una gran ensalada con vegetales de hojas verdes, aguacate, zanahorias, pepinos, apio, tomates, col morada, pimientos rojos, cebolla morada y brotes tiernos. (Advertencia: Si está sufriendo frecuentes diarreas comer demasiada ensalada puede ser irritante para su condición; asegúrese de masticar bien y elimine la col, los pimientos y las cebollas.)

Aliño: Utilice aceite de oliva extravirgen, vinagre de sidra de manzana o jugo de limón, sal Celtic Sea, plantas medicinales y especias, o mezcle una cucharada de aceite de oliva extravirgen con otra de algún aliño adquirido en tiendas de productos de salud.

Suplementos: Tome una cápsula que mezcle probióticos y enzimas con microorganismos basados en los suelos, dos cápsulas de multivitaminas basadas en alimentos enteros y de una a tres cucharaditas o de tres a nueve cápsulas de complejo de aceite de hígado de bacalao rico en omega-3. (Para ver los productos recomendados visite www.BiblicalHealthInstitute.com y haga clic en la guía de recursos GPRx Resource Guide.)

Refrigerios

Almendras crudas y tajadas de manzana.

Una barra nutritiva antioxidante de bayas basada en alimentos enteros, con betaglucanos de fibra soluble de avena.

Beba de ocho a doce onzas de agua o té caliente o frío recién hecho con miel de abejas.

Antes de irse a la cama

Ejercicios: Salga a caminar o participe en una actividad recreativa o deporte favorito.

Suplementos: Tome una porción de mezcla pulverizada de fibras y superalimentos verdes, o cinco cápsulas de superfórmula verde. Ayúdese con un vaso de doce a dieciséis onzas de agua.

Higiene avanzada: Repita las instrucciones de higiene avanzada para la mañana del Día 1.

Salud emotiva: Repita las instrucciones para salud emotiva de la noche del Día 1.

Propósito: Hágase estas preguntas: «¿He vivido hoy una vida con propósito?» «¿Qué he hecho hoy para enriquecer la vida de mi prójimo?»

Comprométase a vivir mañana un día con propósito.

Oración: Dé gracias a Dios por este día, pidiéndole que le brinde un descanso nocturno reparador y un comienzo fresco en el nuevo día. Déle gracias por la fidelidad de su amor incesante y su misericordia renovada cada mañana. Lea en voz alta 1 Corintios 13.4-8

Terapia corporal: Dedique diez minutos a escuchar música relajante antes de retirarse a dormir.

Hora de dormir: Acuéstese a las diez y media de la noche.

Día 3

Al levantarse y durante el día

Oración: Dé gracias a Dios porque este es el día que el Señor ha hecho. Regocíjese y gócese en Él. Déle gracias por el aliento en sus pulmones y la vida de su cuerpo. Pida al Señor que sane su organismo y utilice su experiencia en beneficio de las vidas de otros. Lea en voz alta Efesios 6.13-18.

Propósito: Pida al Señor una oportunidad para añadir significado hoy a la vida de alguien. Esté alerta esperando esa oportunidad. Pida a Dios que le utilice en este día para Su propósito.

Higiene avanzada: Siga las recomendaciones de higiene avanzada para la mañana del Día 1.

Reducir toxinas: Siga las recomendaciones para reducir toxinas de la mañana del Día 1.

Suplementos: Tome una porción de mezcla pulverizada de fibras y superalimentos verdes, o cinco cápsulas de superfórmula verde. Ayúdese a tragar con un vaso de doce a dieciséis onzas de agua o jugo de vegetales crudo.

Terapia corporal: Expóngase veinte minutos a la luz directa del sol en algún momento del día, pero guárdese de exponerse demasiado entre las diez de la mañana y las dos de la tarde.

Ejercicio: Realice ejercicios del método de forma física funcional durante cinco a quince minutos, o pase igual tiempo sobre un mini-trampolín. Finalice con cinco a diez minutos de ejercicios de respiración profunda. (Podrá encontrar las rondas del 1 al 3 de estos ejercicios en www.GreatPhysiciansRx.com.)

Salud emotiva: Repita las instrucciones para salud emotiva de la mañana del Día 1.

Desayuno

Cuatro a ocho onzas de yogurt o requesón de leche entera orgánica con frutas (piña, duraznos o bayas), miel de abejas y una pizca de extracto de vainilla.

Un puñado de almendras crudas.

Una taza de té caliente con miel de abejas.

Suplementos: Tome una cápsula que mezcle probióticos y enzimas con microorganismos basados en los suelos y dos cápsulas de multivitaminas basadas en alimentos enteros.

Almuerzo

Antes de almorzar, beba ocho onzas de agua.

Mientras almuerza, beba ocho onzas de agua o té caliente con miel de abejas.

Prepare una gran ensalada con vegetales de hojas verdes, aguacate, zanahorias, pepinos, apio, tomates, col morada, pimientos rojos, cebolla morada y brotes tiernos, junto con tres huevos hervidos ricos en omega-3. (Advertencia: Si está sufriendo frecuentes diarreas comer demasiada ensalada puede ser irritante para su condición; asegúrese de masticar bien y elimine la col, los pimientos y las cebollas.)

Aliño: Utilice aceite de oliva extravirgen, vinagre de sidra de manzana o jugo de limón, sal Celtic Sea, plantas medicinales y especias, o mezcle una cucharada de aceite de oliva extravirgen con otra de algún aliño adquirido en tiendas de productos de salud.

Un pedazo de alguna fruta de la estación.

Suplementos: Tome una cápsula que mezcle probióticos y enzimas con microorganismos basados en los suelos y dos cápsulas de multivitaminas basadas en alimentos enteros.

Cena

Antes de cenar beba ocho onzas de agua.

Mientras cena, beba té caliente con miel de abejas.

Una lonja de carne roja (de res, bisonte o venado).

Brócoli al vapor.

Batata horneada con mantequilla.

Prepare una gran ensalada con vegetales de hojas verdes, aguacate, zanahorias, pepinos, apio, tomates, col morada, pimientos rojos, cebolla morada y brotes tiernos. (Advertencia: Si está sufriendo frecuentes diarreas comer demasiada ensalada puede ser irritante para su condición; asegúrese de masticar bien y elimine la col, los pimientos y las cebollas.)

Aliño: Utilice aceite de oliva extravirgen, vinagre de sidra de manzana o jugo de limón, sal Celtic Sea, plantas medicinales y especias, o mezcle una cucharada de aceite de oliva extravirgen con otra de algún aliño adquirido en tiendas de productos de salud.

Suplementos: Tome una cápsula que mezcle probióticos y enzimas con microorganismos basados en los suelos, dos cápsulas de multivitaminas basadas en alimentos enteros y de una a tres cucharaditas o de tres a nueve cápsulas de complejo de aceite de hígado de bacalao rico en omega-3.

Refrigerios

Cuatro onzas de yogurt con frutas, miel de abejas y un puñado de almendras.

Una barra nutritiva de bayas basada en alimentos enteros, con betaglucanos de fibra soluble de avena.

Beba de ocho a doce onzas de agua o té caliente o frío recién hecho con miel de abejas.

Antes de irse a la cama

Ejercicios: Salga a caminar o participe en una actividad recreativa o deporte favorito.

Suplementos: Tome una porción de mezcla pulverizada de fibras y superalimentos verdes, o cinco cápsulas de superfórmula verde. Ayúdese con un vaso de doce a dieciséis onzas de agua.

Terapia corporal: Tome un baño tibio durante quince minutos añadiéndole ocho gotas de aceites esenciales bíblicos.

Higiene avanzada: Repita las instrucciones de higiene avanzada para la mañana del Día 1.

Salud emotiva: Siga las recomendaciones para perdonar de la noche del Día 1.

Propósito: Hágase estas preguntas: «¿He vivido hoy una vida con propósito?» «¿Qué he hecho hoy para enriquecer la vida de mi prójimo?»

Comprométase a vivir mañana un día con propósito.

Oración: Dé gracias a Dios por este día, pidiéndole que le brinde un descanso nocturno reparador y un comienzo fresco en el nuevo día. Déle gracias por la fidelidad de su amor incesante y su misericordia renovada cada mañana. Lea en voz alta Filipenses 4.4-8, 11-13, 19

Hora de dormir: Acuéstese a las diez y media de la noche.

Día 4

Al levantarse y durante el día

Oración: Dé gracias a Dios porque este es el día que el Señor ha hecho. Regocíjese y gócese en Él. Déle gracias por el aliento en sus pulmones y la vida de su cuerpo. Pida al Señor que sane su organismo y utilice su experiencia en beneficio de las vidas de otros. Lea en voz alta Mateo 6.9-13.

Propósito: Pida al Señor una oportunidad para añadir significado hoy a la vida de alguien. Esté alerta esperando esa oportunidad. Pida a Dios que le utilice en este día para Su propósito.

Higiene avanzada: Siga las recomendaciones de higiene avanzada para la mañana del Día 1.

Reducir toxinas: Siga las recomendaciones para reducir toxinas de la mañana del Día 1.

Suplementos: Tome una porción de mezcla pulverizada de fibras y superalimentos verdes, o cinco cápsulas de superfórmula verde. Ayúdese a tragar con un vaso de doce a dieciséis onzas de agua.

Ejercicio: Realice ejercicios del método de forma física funcional durante cinco a quince minutos, o pase igual tiempo sobre un mini-trampolín. Finalice con cinco a diez minutos de ejercicios de respiración profunda. (Podrá encontrar las rondas —de la primera a la tercera— de estos ejercicios en www.GreatPhysiciansRx.com.)

Terapia corporal: Dése una ducha caliente y fría. Después de una ducha normal, alterne sesenta segundos de agua tan caliente como pueda resistir, seguidos por sesenta segundos de agua tan fría como la pueda soportar. Repita el ciclo cuatro veces para un total de ocho minutos, finalizando con agua fría.

Salud emotiva: Repita las instrucciones para salud emotiva de la mañana del Día 1.

Desayuno

Tres huevos brevemente hervidos o cocidos en agua.

Cuatro onzas de cereal integral germinado con dos onzas de yogurt de leche entera (para ver los productos recomendados visite www.BiblicalHealthInstitute.com y haga clic en la guía de recursos GPRx Resource Guide).

Una taza de té caliente con miel de abejas.

Suplementos: Tome una cápsula que mezcle probióticos y enzimas con microorganismos basados en los suelos y dos cápsulas de multivitaminas basadas en alimentos enteros.

Almuerzo

Antes de almorzar, beba ocho onzas de agua.

Mientras almuerza, beba ocho onzas de agua o té caliente con miel de abejas.

Prepare una gran ensalada con vegetales de hojas verdes, aguacate, zanahorias, pepinos, apio, tomates, col morada, pimientos rojos, cebolla morada y brotes tiernos, con dos onzas de atún enlatado bajo en mercurio y rico en omega-3. (Advertencia: Si está sufriendo frecuentes diarreas comer demasiada ensalada puede ser irritante para su condición; asegúrese de masticar bien y elimine la col, los pimientos y las cebollas.)

Aliño: Utilice aceite de oliva extravirgen, vinagre de sidra de manzana o jugo de limón, sal Celtic Sea, plantas medicinales y especias, o mezcle una cucharada de aceite de oliva extravirgen con otra de algún aliño adquirido en tiendas de productos de salud.

Un puñado de uvas con semilla.

Suplementos: Tome una cápsula que mezcle probióticos y enzimas con microorganismos basados en los suelos y dos cápsulas de multivitaminas basadas en alimentos enteros.

Cena

Antes de cenar beba ocho onzas de agua.

Mientras cena, beba té caliente con miel de abejas.

Pechuga de pollo a la parrilla.

Vegetales al vapor.

Una porción pequeña de cereal integral sin gluten (quinoa, amaranto, mijo o alforfón) cocido con una cucharada de aceite de coco extravirgen.

Prepare una gran ensalada con vegetales de hojas verdes, aguacate, zanahorias, pepinos, apio, tomates, col morada, pimientos rojos, cebolla morada y brotes tiernos. (Advertencia: Si está sufriendo frecuentes diarreas comer demasiada ensalada puede ser irritante para su condición; asegúrese de masticar bien y elimine la col, los pimientos y las cebollas.)

Aliño: Utilice aceite de oliva extravirgen, vinagre de sidra de manzana o jugo de limón, sal Celtic Sea, plantas medicinales y especias, o mezcle una cucharada de aceite de oliva extravirgen con otra de algún aliño adquirido en tiendas de productos de salud.

Suplementos: Tome una cápsula que mezcle probióticos y enzimas con microorganismos basados en los suelos, dos cápsulas de multivitaminas basadas en alimentos enteros y de una a tres cucharaditas o de tres a nueve cápsulas de complejo de aceite de hígado de bacalao rico en omega-3.

Refrigerios

Una manzana y zanahorias con mantequilla de almendras crudas.

Una barra nutritiva antioxidante de bayas basada en alimentos enteros con betaglucanos de fibra soluble de avena.

Beba de ocho a doce onzas de agua o té caliente o frío recién hecho con miel de abejas.

Antes de irse a la cama

Beba de ocho a doce onzas de agua o té caliente con miel de abejas.

Ejercicios: Salga a caminar o participe en una actividad recreativa o deporte favorito.

Suplementos: Tome una porción de mezcla pulverizada de fibras y superalimentos verdes, o cinco cápsulas de superfórmula verde. Ayúdese con un vaso de doce a dieciséis onzas de agua.

Higiene avanzada: Repita las instrucciones de higiene avanzada para la mañana del Día 1.

Salud emotiva: Siga las recomendaciones para perdonar de la noche del Día 1.

Propósito: Hágase estas preguntas: «¿He vivido hoy una vida con propósito?» «¿Qué he hecho hoy para enriquecer la vida de mi prójimo?» Comprométase a vivir mañana un día con propósito.

Oración: Dé gracias a Dios por este día, pidiéndole le dé un descanso nocturno reparador y un comienzo fresco en el nuevo día. Déle gracias por la fidelidad de su amor incesante y su misericordia renovada cada mañana. Lea en voz alta Romanos 8.35, 37-39.

Terapia corporal: Dedique diez minutos a escuchar música relajante antes de retirarse a dormir.

Hora de dormir: Acuéstese a las diez y media de la noche.

DÍA 5 (DÍA DE AYUNO PARCIAL)

Al levantarse y durante el día

Oración: Dé gracias a Dios porque este es el día que el Señor ha hecho. Regocíjese y gócese en Él. Déle gracias por el aliento en sus pulmones y la vida de su cuerpo. Pida al Señor que sane su organismo y utilice su experiencia en beneficio de las vidas de otros. Lea en voz alta Isaías 58.6-9.

Propósito: Pida al Señor una oportunidad para añadir significado hoy a la vida de alguien. Esté alerta esperando esa oportunidad. Pida a Dios que le utilice en este día para Su propósito.

Higiene avanzada: Siga las recomendaciones de higiene avanzada para la mañana del Día 1.

Reducir toxinas: Siga las recomendaciones para reducir toxinas de la mañana del Día 1.

Suplementos: Tome una porción de mezcla pulverizada de fibras y superalimentos verdes, o cinco cápsulas de superfórmula verde. Ayúdese a tragar con un vaso de doce a dieciséis onzas de agua.

Ejercicio: Realice ejercicios del método de forma física funcional durante cinco a quince minutos, o pase igual tiempo sobre un minitrampolín. Finalice con cinco a diez minutos de ejercicios de respiración profunda. (Podrá encontrar las rondas —de la primera a la tercera— de estos ejercicios en www.GreatPhysiciansRx.com.)

Terapia corporal: Expóngase veinte minutos a la luz directa del sol en algún momento del día, pero guárdese de exponerse demasiado entre las diez de la mañana y las dos de la tarde.

Salud emotiva: Repita las instrucciones para salud emotiva del Día 1.

Desayuno

No desayune (día de ayuno parcial).

De ocho a doce onzas de agua.

Suplementos: Tome una cápsula que mezcle probióticos y enzimas con microorganismos basados en los suelos y dos cápsulas de multivitaminas basadas en alimentos enteros.

Almuerzo

No almuerce (día de ayuno parcial).

Suplementos: Tome una cápsula que mezcle probióticos y enzimas con microorganismos basados en los suelos y dos cápsulas de multivitaminas basadas en alimentos enteros.

Cena

Antes de cenar beba ocho onzas de agua.

Mientras cena, beba té caliente con miel de abejas.

Sopa de pollo (visite www.GreatPhysiciansRx.com para ver la receta).

Vegetales encurtidos. (Para ver los productos recomendados visite www.BiblicalHealthInstitute.com y haga clic en la guía de recursos GPRx Resource Guide.) Prepare una gran ensalada con vegetales de hojas verdes, aguacate, zanahorias, pepinos, apio, tomates, col morada, pimientos rojos, cebolla morada y brotes tiernos, junto con dos onzas de atún enlatado bajo en mercurio y rico en omega-3. (Advertencia: Si está sufriendo frecuentes diarreas comer demasiada ensalada puede ser irritante para su condición; asegúrese de masticar bien y elimine la col, los pimientos y las cebollas.)

Aliño: Utilice aceite de oliva extravirgen, vinagre de sidra de manzana o jugo de limón, sal Celtic Sea, plantas medicinales y especias, o mezcle una cucharada de aceite de oliva extravirgen con otra de algún aliño adquirido en tiendas de productos de salud.

Suplementos: Tome una cápsula que mezcle probióticos y enzimas con microorganismos basados en los suelos, dos cápsulas de multivitaminas basadas en alimentos enteros y de una a tres cucharaditas o de tres a nueve cápsulas de complejo de aceite de hígado de bacalao rico en omega-3.

Refrigerios
No meriende (día de ayuno parcial).
Beba ocho onzas de agua.

Antes de irse a la cama
Beba de ocho a doce onzas de agua o té caliente con miel de abejas.

Ejercicios: Salga a caminar o participe en una actividad recreativa o deporte favorito.

Suplementos: Tome una porción de mezcla pulverizada de fibras y superalimentos verdes, o cinco cápsulas de superfórmula verde. Ayúdese con un vaso de doce a dieciséis onzas de agua.

Higiene avanzada: Repita las instrucciones de higiene avanzada para la mañana del Día 1.

Salud emotiva: Repita las recomendaciones para personar de la noche del Día 1.

Terapia corporal: Tome un baño tibio durante quince minutos añadiéndole ocho gotas de aceites esenciales bíblicos.

Propósito: Hágase estas preguntas: «¿He vivido hoy una vida con propósito?» «¿Qué he hecho hoy para enriquecer la vida de mi prójimo?»

Comprométase a vivir mañana un día con propósito.

Oración: Dé gracias a Dios por este día, pidiéndole que le dé un descanso nocturno reparador y un comienzo fresco en el nuevo día. Déle gracias por la fidelidad de su amor incesante y su misericordia renovada cada mañana. Lea en voz alta Isaías 58.6-9

Hora de dormir: Acuéstese a las diez y media de la noche.

DÍA 6 (DÍA DE DESCANSO)

Al levantarse y durante el día

Oración: Dé gracias a Dios porque este es el día que el Señor ha hecho. Regocíjese y gócese en Él. Déle gracias por el aliento en sus pulmones y la vida de su cuerpo. Pida al Señor que sane su organismo y utilice su experiencia en beneficio de las vidas de otros. Lea en voz alta el Salmo 23.

Propósito: Pida al Señor una oportunidad para añadir significado hoy a la vida de alguien. Esté alerta esperando esa oportunidad. Pida a Dios que le utilice en este día para Su propósito.

Higiene avanzada: Siga las recomendaciones de higiene avanzada para la mañana del Día 1.

Reducir toxinas: Siga las recomendaciones para reducir toxinas de la mañana del Día 1.

Suplementos: Tome una porción de mezcla pulverizada de fibras y superalimentos verdes, o cinco cápsulas de superfórmula verde. Ayúdese a tragar con un vaso de doce a dieciséis onzas de agua.

Ejercicios: No haga ejercicios formales, pues es un día de descanso.

Terapia corporal: Ninguna. Es día de descanso.

Salud emotiva: Repita las instrucciones para salud emotiva de la mañana del Día 1.

Desayuno

Dos o tres huevos en cualquier estilo, cocinados con una cucharada de aceite de coco extravirgen.

Una toronja o naranja.

Un puñado de almendras.

Suplementos: Tome una cápsula que mezcle probióticos y enzimas con microorganismos basados en los suelos y dos cápsulas de multivitaminas basadas en alimentos enteros.

Almuerzo

Antes de almorzar, beba ocho onzas de agua.

Mientras almuerza, beba ocho onzas de agua o té caliente con miel de abejas.

Prepare una gran ensalada con vegetales de hojas verdes, aguacate, zanahorias, pepinos, apio, tomates, col morada, pimientos rojos, cebolla morada y brotes tiernos. (Advertencia: Si está sufriendo frecuentes diarreas comer demasiada ensalada puede ser irritante para su condición; asegúrese de masticar bien y elimine la col, los pimientos y las cebollas.)

Aliño: Utilice aceite de oliva extravirgen, vinagre de sidra de manzana o jugo de limón, sal Celtic Sea, plantas medicinales, y especias, o mezcle una cucharada de aceite de oliva extravirgen con otra de algún aliño adquirido en tiendas de productos de salud.

Una manzana orgánica con su cáscara.

Suplementos: Tome una cápsula que mezcle probióticos y enzimas con microorganismos basados en los suelos y dos cápsulas de multivitaminas basadas en alimentos enteros.

Cena

Antes de cenar beba ocho onzas de agua.

Pollo asado orgánico.

Vegetales cocidos (zanahorias, cebollas, arvejas, etc.).

Prepare una gran ensalada con vegetales de hojas verdes, queso de cabra crudo, aguacate, zanahorias, pepinos, apio, tomates, col morada, pimientos rojos, cebolla morada y brotes tiernos, junto con tres huevos hervidos ricos en omega-3. (Advertencia: Si está sufriendo frecuentes diarreas comer demasiada ensalada puede ser irritante para su condición; asegúrese de masticar bien y elimine la col, los pimientos y las cebollas.)

Aliño: Utilice aceite de oliva extravirgen, vinagre de sidra de manzana o jugo de limón, sal Celtic Sea, plantas medicinales y especias, o mezcle una cucharada de aceite de oliva extravirgen con otra de algún aliño adquirido en tiendas de productos de salud.

Suplementos: Tome una cápsula que mezcle probióticos y enzimas con microorganismos basados en los suelos, dos cápsulas de multivitaminas basadas en alimentos enteros y de una a tres cucharaditas o de tres a nueve cápsulas de complejo de aceite de hígado de bacalao rico en omega-3.

Refrigerios

Un puñado de almendras crudas y tajadas de manzana.

Una barra nutritiva antioxidante de bayas basada en alimentos enteros con betaglucanos de fibra soluble de avena.

Antes de irse a la cama

Beba de ocho a doce onzas de agua o té caliente con miel de abejas.

Ejercicios: Salga a caminar o participe en una actividad recreativa o deporte favorito.

Suplementos: Tome una porción de mezcla pulverizada de fibras y superalimentos verdes, o cinco cápsulas de superfórmula verde. Ayúdese con un vaso de doce a dieciséis onzas de agua.

Higiene avanzada: Repita las instrucciones de higiene avanzada para la mañana del Día 1.

Salud emotiva: Siga las recomendaciones para perdonar de la noche del Día 1.

Propósito: Hágase estas preguntas: «¿He vivido hoy una vida con propósito?» «¿Qué he hecho hoy para enriquecer la vida de mi prójimo?»

Comprométase a vivir mañana un día con propósito.

Oración: Dé gracias a Dios por este día, pidiéndole que le dé un descanso nocturno reparador y un comienzo fresco en el nuevo día. Déle gracias por la fidelidad de su amor incesante y su misericordia renovada cada mañana. Lea en voz alta el Salmo 23.

Terapia corporal: Dedique diez minutos a escuchar música relajante antes de retirarse a dormir.

Hora de dormir: Acuéstese a las diez y media de la noche.

Día 7

Al levantarse y durante el día

Oración: Dé gracias a Dios porque este es el día que el Señor ha hecho. Regocíjese y gócese en Él. Déle gracias por el aliento en sus pulmones y la vida de su cuerpo. Pida al Señor que sane su organismo y utilice su experiencia en beneficio de las vidas de otros. Lea en voz alta el Salmo 91.

Propósito: Pida al Señor una oportunidad para añadir significado hoy a la vida de alguien. Esté alerta esperando esa oportunidad. Pida a Dios que le utilice en este día para Su propósito.

Higiene avanzada: Siga las recomendaciones de higiene avanzada para la mañana del Día 1.

Reducir toxinas: Siga las recomendaciones para reducir toxinas de la mañana del Día 1.

Suplementos: Tome una porción de mezcla pulverizada de fibras y superalimentos verdes, o cinco cápsulas de superfórmula verde. Ayúdese a tragar con un vaso de doce a dieciséis onzas de agua.

Ejercicio: Realice ejercicios del método de forma física funcional durante cinco a quince minutos, o pase igual tiempo sobre un mini-trampolín. Finalice con cinco a diez minutos de ejercicios de respiración profunda. (Podrá encontrar las rondas del 1 al 3 de estos ejercicios en www.GreatPhysiciansRx.com.)

Terapia corporal: Expóngase veinte minutos a la luz directa del sol en algún momento del día, pero guárdese de exponerse demasiado entre las diez de la mañana y las dos de la tarde.

Salud emotiva: Repita las instrucciones para salud emotiva de la mañana del Día 1.

Desayuno

Prepárese en la licuadora un batido con los siguientes ingredientes:

Una taza de yogur natural o kéfir (es mejor el de leche de cabra).

Una cucharada de aceite de linaza orgánico.

Una cucharada de miel de abejas orgánica.

Una taza de frutas orgánicas (bayas, banana, durazno, piña, etc.).

Dos cucharadas de polvo proteínico a base de leche de cabra. (Visite www.BiblicalHealthInstitute.com y haga clic sobre la guía de recursos GPRx Resource Guide para ver los productos recomendados.)

Una pizca de extracto de vainilla (opcional).

Suplementos: Tome una cápsula que mezcle probióticos y enzimas con microorganismos basados en los suelos y dos cápsulas de multivitaminas basadas en alimentos enteros.

Almuerzo

Antes de almorzar, beba ocho onzas de agua.

Mientras almuerza, beba ocho onzas de agua o té caliente con miel de abejas.

Prepare una gran ensalada con vegetales de hojas verdes, aguacate, zanahorias, pepinos, apio, tomates, col morada, pimientos rojos, cebolla morada y brotes tiernos. (Advertencia: Si está sufriendo frecuentes diarreas comer demasiada ensalada puede ser irritante para su condición; asegúrese de masticar bien y elimine la col, los pimientos y las cebollas.)

Aliño: Utilice aceite de oliva extravirgen, vinagre de sidra de manzana o jugo de limón, sal Celtic Sea, plantas medicinales y especias, o mezcle una cucharada de aceite de oliva extravirgen con otra de algún aliño adquirido en tiendas de productos de salud.

Un pedazo de alguna fruta de estación.

Suplementos: Tome una cápsula que mezcle probióticos y enzimas con microorganismos basados en los suelos y dos cápsulas de multivitaminas basadas en alimentos enteros.

Cena

Antes de cenar beba ocho onzas de agua.

Mientras cena, beba té caliente con miel de abejas.

Pescado de su elección horneado o a la parrilla.

Brócoli al vapor.

Batata horneada con mantequilla.

Prepare una gran ensalada con vegetales de hojas verdes, aguacate, zanahorias, pepinos, apio, tomates, col morada, pimientos rojos, cebolla morada y brotes tiernos, junto con tres huevos hervidos ricos en omega-3. (Advertencia: Si está sufriendo frecuentes diarreas comer demasiada ensalada puede ser irritante para su condición; asegúrese de masticar bien y elimine la col, los pimientos y las cebollas.)

Aliño: Utilice aceite de oliva extravirgen, vinagre de sidra de manzana o jugo de limón, sal Celtic Sea, plantas medicinales y especias, o mezcle una cucharada de aceite de oliva extravirgen con otra de algún aliño adquirido en tiendas de productos de salud.

Suplementos: Tome una cápsula que mezcle probióticos y enzimas con microorganismos basados en los suelos, dos cápsulas de multivitaminas basadas en alimentos enteros y de una a tres cucharaditas o de tres a nueve cápsulas de complejo de aceite de hígado de bacalao rico en omega-3.

Refrigerios

Tajadas de manzana con mantequilla de ajonjolí crudo (tahini).

Una barra nutritiva antioxidante de bayas basada en alimentos enteros con betaglucanos de fibra soluble de avena.

Beba de ocho a doce onzas de agua o té caliente o frío recién hecho con miel de abejas.

Antes de irse a la cama

Beba de ocho a doce onzas de agua o té caliente con miel de abejas.

Ejercicios: Salga a caminar o participe en una actividad recreativa o deporte favorito.

Suplementos: Tome una porción de mezcla pulverizada de fibras y superalimentos verdes, o cinco cápsulas de superfórmula verde. Ayúdese con un vaso de doce a dieciséis onzas de agua o jugo de vegetales crudos.

Higiene avanzada: Repita las instrucciones de higiene avanzada para la mañana del Día 1.

Salud emotiva: Siga las recomendaciones para perdonar de la noche del Día 1.

Terapia corporal: Tome un baño tibio durante quince minutos añadiéndole ocho gotas de aceites esenciales bíblicos.

Propósito: Hágase estas preguntas: «¿He vivido hoy una vida con propósito?» «¿Qué he hecho hoy para enriquecer la vida de mi prójimo?»

Comprométase a vivir mañana un día con propósito.

Oración: Dé gracias a Dios por este día, pidiéndole que le brinde un descanso nocturno reparador y un comienzo fresco en el nuevo día. Déle gracias por la fidelidad de su amor incesante y su misericordia renovada cada mañana. Lea en voz alta 1 Corintios 13.4-8

Hora de dormir: Acuéstese a las diez y media de la noche.

Día 8 en adelante

Si usted se está sintiendo mejor, puede repetir tantas veces como lo desee el plan de batalla de *La receta del Gran Médico para el síndrome de irritabilidad intestinal.*

Para ver sugerencias detalladas paso a paso, y planes de nutrición y estilo de vida, visite www.GreatPhysiciansRx.com y súmese a la experiencia cuarenta días por la salud, si es que desea continuar gozando de buena salud, o al plan Una vida de bienestar si desea mantener su nuevo nivel de salud.

Estos programas online le proveerán comidas diarias adecuadas a su caso y planes de ejercicios, así como las herramientas para evaluar su progreso.

Si ha experimentado resultados positivos con el programa de *La receta del Gran Médico para el síndrome de irritabilidad intestinal*, le insto a hablarles de él a sus conocidos y a que les recomiende este libro y este programa. Usted puede aprender a dirigir un pequeño grupo en su iglesia o en su hogar, visitando: www.GreatPhysiciansRx.com.

Recuerde: No necesita ser médico ni especialista de la salud para ayudar a transformar la vida de alguien a quien aprecie: basta con que tenga la voluntad para hacerlo.

Permítame ofrecer ahora esta plegaria de bendiciones tomada de Números 6.24–26:

Jehová te bendiga, y te guarde;
Jehová haga resplandecer su rostro sobre ti, y tenga de ti misericordia;
Jehová alce sobre ti su rostro, y ponga en ti paz.
En el nombre de Yeshua Ha Mashiach, Jesús, nuestro Mesías.
Amén.

¿Necesita recetas?

Para una lista detallada de más de doscientas recetas (en inglés) deliciosas y saludables contenidas en el plan de la receta del Gran Médico para las comidas, visite:

www.BiblicalHealthInstitute.com

NOTAS

Introducción

1. *Encyclopedia of Natural Healing* (Burnaby, BC: Alive Publishing Group, 2002), p. 868.

2. Heather Van Vorous, *The First Year—IBS* (New York: Marlowe & Company, 2001).

3. "Irritable Bowel Syndrome: The Burden of Disease", de la página web de International Foundation of Functional Gastrointestinal Disorders, disponble en www.aboutibs.org.

4. "Survey Finds 43 Percent of Americans Suffer with Common GI Disorders", nota de prensa de Novaris AG, emitida 13 septiembre 2005 y disponble en http://tsedb.theglobeandmail.com/servlet/WireFeedRedirect?cf=GlobeInvestor/tsx/config&date=20050913&archive=prnews&slug=2005_09_13_11_1232_1 441726.

5. "Characteristics of IBS", de la página web www.aboutibs.org y disponble en www.aboutibs.org/characteristics.html.

6. Larry Trivieri Jr., ed., *Alternative Medicine: The Definitive Guide* (Berkeley, CA: Celestial Arts, 2002), p. 721.

7. Olafur S. Palsson, Investigador Asociado del Departamento de Psiquiatría, "Hypnosis Treatment of Irritable Bowel Syndrome", Departmento de Medicina, Universidad de Carolina del Norte, disponible en www.aboutibs.org/Publications/HypnosisPalsson.html.

Llave # 1

1. Ron Rosedale, M.D., y Carol Colman, *The Rosedale Diet* (New York: HarperResource, 2004), p. 65.

2. Paul Schulick, *Ginger: Common Spice & Wonder Drug*, 3ra ed. (Prescott, AZ: Hohm Press, 1996), p. 36.

3. *Encyclopedia of Natural Healing* (Burnaby, BC: Alive Publishing Group, 2002), p. 869.

4. F. Batmanghelidj, M.D., *You're Not Sick, You're Thirsty!* (New York: Warner Books, 2003), p. 32.

5. Kelly James-Enger, "Sweet Stuff: How Artificial Sweeteners May Affect Your Stomach", de la página web msn.com y disponible en http://acidreflux.msn.com/article.aspx?aid=64&GT1=7338.

Llave # 2
1. Morton Walker, "Soil-Based Organisms Support Immune System from the Ground Up", *Townsend Letter for Doctors and Patients,* agosto 1997.

2. Edward Howell, *Enzyme Nutrition* (Wayne, NJ: Avery Publishing, 1995).

Llave # 4
1. "Functional Gastrointestinal Disorders Among People with Sleep Disturbances", por la Clínica Mayo, Proc. 2004; 79(12): pp. 1501-1506, y disponible en http://ibscrohns.about.com/gi/dynamic/offsite.htm?zi=1/XJ&sdn=ibscrohns&zu=http%3A%2F%2Fwww.mayoclinicproceedings.com%2FAbstract.asp%3FAID%3D776%26Abst%3DAbstract%26amp%3BUID%3D.

Llave # 5
1. Elaine Gottschall, *Breaking the Vicious Cycle* (Baltimore, ON: Krikton Press, 2004), p. 24.

2. "Body Burden: The Pollution in People", informe del Environmental Working Group, enero 2003. (Una exposición completa de este estudio realizado por Mount Sinai School of Medicine de Nueva York en colaboración con el Environmental Working Group and Commonweal puede encontrarse en www.ewg.org/reports/bodyburden1/es.php.)

3. David Steinman y Samuel S. Epstein, M.D., *The Safe Shopper's Bible* (New York: Wiley Publishing, Inc., 1995), p. 18.

ACERCA DE LOS AUTORES

Jordan **Rubin** ha dedicado su vida a transformar la salud de otros, vida a vida. Es consultor certificado en nutrición, instructor certificado de forma física personal, especialista certificado en nutrición y miembro de la Academia Nacional de Medicina Deportiva.

El señor Rubin, de treinta y un años, es fundador y presidente ejecutivo de Garden of Life, Inc., una compañía dedicada a la salud y el bienestar humanos con sede en West Palm Beach, Florida, que produce suplementos nutricionales basados en alimentos enteros, y productos para el cuidado personal. También es presidente y ejecutivo principal de GPRx, Inc., una compañía de salud y bienestar basada en la Biblia que provee recursos educativos, currículos para grupos pequeños, alimentos funcionales, suplementos nutritivos y servicios de bienestar.

Él y su esposa, Nicki, se casaron en 1999 y son padres de un parvulito, Joshua. Residen en Palm Beach Gardens, Florida.

El doctor en medicina Joseph D. Brasco tiene amplios conocimientos y experiencia en las especialidades de medicina interna y gastroenterología; estudió medicina en el Colegio Médico de Wisconsin en Milwaukee, Wisconsin, y es un profesional certificado por la Junta Estadounidense de Medicina Interna. Además de escribir para varias publicaciones médicas, el doctor Brasco, es también coautor con Jordan Rubin de *Restoring Your Digestive Health.*

¡**Maximice** su salud
con las 7 llaves para
tener salud y bienesta
extraordinarios de
Jordan Rubin!

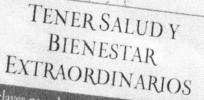

LA RECETA DEL GRAN MÉDICO

para

TENER SALUD Y BIENESTAR EXTRAORDINARIOS

Siete claves para descubrir el potencial de su salud

Autor de un éxito de librería del *New York Times*

JORDAN RUBIN

y David Remedios, M.D.

ISBN 0881131963

GRUPO NELSON
Una división de Thomas Nelson Publishers
juntos inspiramos al mundo
www.gruponelson.com

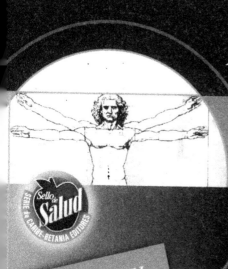

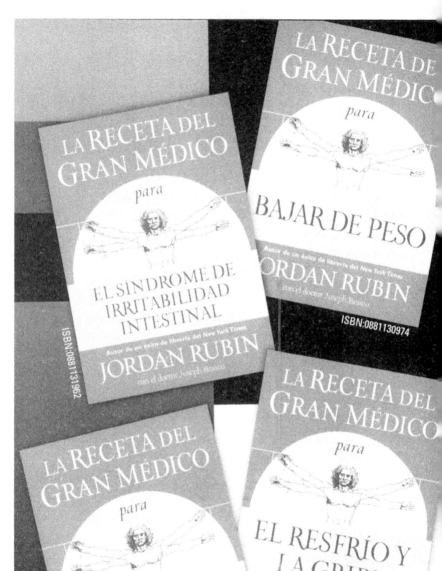

LA RECETA DEL
GRAN MÉDICO
para

EL SÍNDROME DE
IRRITABILIDAD
INTESTINAL

Autor de un éxito de librería del New York Times

JORDAN RUBIN
con el doctor Joseph Brasco

ISBN:0881131962

LA RECETA DEL
GRAN MÉDICO
para

BAJAR DE PESO

Autor de un éxito de librería del New York Times

JORDAN RUBIN
con el doctor Joseph Brasco

ISBN:0881130974

LA RECETA DEL
GRAN MÉDICO
para

LA DIABETES

Autor de un éxito de librería del New York Times

JORDAN RUBIN
con el doctor Joseph Brasco

ISBN:0881130958

LA RECETA DEL
GRAN MÉDICO
para

EL RESFRÍO Y
LA GRIPE

Autor de un éxito de librería del New York Times

JORDAN RUBIN
con el doctor Joseph Brasco

ISBN:0881131741

Milton Keynes UK
Ingram Content Group UK Ltd.
UKHW030043131024
449552UK00009B/187

9 780881 131963